文成天縱

『十三五』國家重點圖書出版規劃項目

國家圖書館藏中醫稿抄本精粹

GUOJIA TUSHUGUAN CANG ZHONGYI GAO-CHAOBEN JINGCUI

張志斌　鄭金生　主編

21

廣西師范大學出版社
GUANGXI NORMAL UNIVERSITY PRESS
·桂林·

第二十一册目録

〔一〕各卷前目録與正文不盡相同，今以正文標題爲主編目，兼參原目。凡目録標題後方括號中之文乃據原目增補。方括號内之標題則係新擬。

滋善堂瞭然集方（一）

滋善堂瞭然集方

該書爲醫方書稿抄本，劉禮敬所輯。結合該稿抄本内容及不避清諱等情況，可説明其抄成於民國初期，今僅存孤本。

形制

索書號一四三〇三二。存四册，四卷。書高二十五點一釐米，寬十七點六釐米。版框高二十釐米，寬十四釐米。每半葉九行，行二十一字，雙行小字同。白口，無魚尾。正文用紙多種，或無邊框，但多數爲烏絲欄、左右雙邊。上書口刻『瞭然集』，其下手書分科、主治，偶有方名，下書口手書葉次。行書，書法一般。

封面無書名。首册卷前無序跋，卷首題『滋善堂瞭然集女科卷之一目録』，下有陽文朱印『金華朱顔珍藏』。正文卷首題『滋善堂瞭然集女科醫方卷一／遼陽劉禮敬若思氏校輯』，其下兩方陽文朱印：『金華朱顔珍藏』『北京圖書館藏』。此後各册卷首題書名依次爲『滋善堂瞭然集幼科醫方卷二』『滋善堂瞭然集雜症醫方卷三』『滋善堂瞭然集雜方卷四』。其中卷的序號均係用雌黄塗改過。鑒於以上四册實爲一書，以卷名著録頗爲不便，故本次影印以各卷均有的『滋善堂瞭然集』爲總書名。

内容提要

據卷首題署，該書作者爲劉禮敬，字若思，遼陽（今屬遼寧）人，生平不詳。撰《滋善堂瞭然集方》，分《女科醫方》《幼科醫方》《雜症醫方》《雜方》四卷。其中卷一《女科醫方》依次述婦科月經病、胎前調理安胎、産後諸疾診治，以及婦科常見的積聚癥瘕、血崩帶下等疾。其書所引最晚的醫家言論出自清乾隆間醫家柯炌（集庵）。所出醫方中的黑神丸、勝金丹、回生丹等，亦爲清朝後期多用的通治方。

該書卷二《幼科醫方》先介紹小兒出生的各種護理法、常見疾病的救治法，内容多摘自一般兒科書，新意不多。卷三《雜症醫方》以五官疾病居多，其中眼科病的方劑就占了一半以上。卷四《雜方》，以外傷、動物咬傷、各種急救醫方等爲主，也包括製藥、食品或副食品加工、洗滌髒衣、做印色、朱錠、香袋等。其中『做蠟殼』是指製作蠟皮（中藥蠟皮丸劑的外殻），以防止丸藥腐敗。這種技術的形成據考主要形成於清代中期，且最先是廣州出現蠟皮裹丸的技術〔一〕。在遼陽人劉禮敬的書裏也收載了『做蠟殼』的技術，這説明劉氏之書的形成時間可能更晚。另該卷所載『水天平』，就是用水天平來辨别不同的金屬，這種技術見諸文獻記載也比較晚。再結合該稿抄本中不避清諱（如『玄』『眩』等字不缺筆），可推測該書的形成與抄成可能在民國初期。

著録及傳承

該書未見清代書志記載。《中國中醫古籍總目》首次著録《滋善堂瞭然集女科醫方》《滋善堂瞭然集幼科醫方》《滋善堂瞭然集雜症醫方》《滋善堂瞭然集雜方》四書（書序號〇四四四二）：『（清）劉禮敬輯／清抄本』，成書年附繫於一九一一年〔二〕。從該抄本的修改字體等考察，此書并非轉抄本，而是稿抄本。其内容主體爲清代，但也有清末或民初的内容。結合該稿抄本不避清諱，則此本的形成可能是在民國初期。該書有『金華朱顔珍藏』藏書印，此似爲原中醫研究院朱顔（一九一三至一九七二）的藏書。朱顔爲金華人，一九四〇年代前後爲金華名醫。此書收藏與轉藏過程尚有待進一步的研究。

〔一〕朱晟、何端生：《中藥簡史》，桂林：廣西師範大學出版社，二〇〇七年，第一一九頁。

〔二〕薛清録主編：《中國中醫古籍總目》，上海：上海辭書出版社，二〇〇七年，第三四八頁。

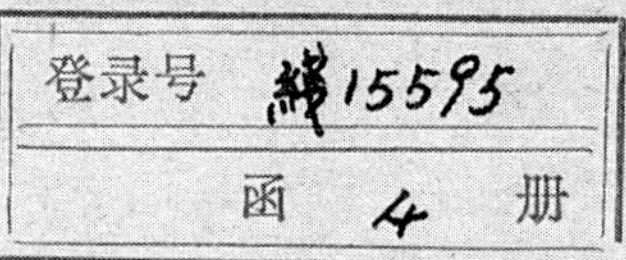

滋善堂瞭然集女科卷之二目録

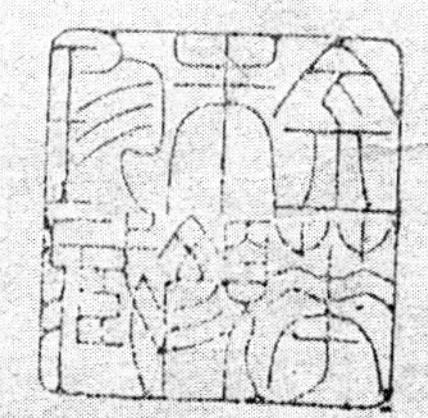

安胎和氣飲等方

孕婦樽節禁忌

補母壽子安胎飲

妊娠諸症湯

轉胞症

妊娠中惡等方

產寶論

臨產急救諸方

下胎衣方

滋善堂瞭然集女科醫方卷一

遼陽劉禮敬著　　校輯

女科淺言

婦人因多病氣積生諸疾千金方云婦人疾病比於男子十分難療可見女科一道難得良醫余遍覽醫書議論雖有不同然不外手養血調經為主夫女子陰類也以血為主其血上應太陰下應海潮月有盈虧潮有朝夕月事一行與之相符故謂之月水月信月經女人經水一月一行則百病不生其生病也皆

由月經不調或過期或不足甚至經閉不行或衄血吐血是謂之倒經逆行其不為病者有三月一行是謂之居經有一年一行是謂之避經有一生不行而受胎者是謂之暗經有受胎之後間行經水而胎不殞者是為之漏胎此雖以氣血有餘不足言而亦為異常矣

論月經

準繩云婦人病多因月經不調乍多乍少或前或後或腰痛或腹痛或血黑或血淡醫者不審問明白一

例呼為經病不知陰勝陽陽勝陰服藥所以無效蓋陰氣乘陽則血不運行經所謂天寒地凍水凝成氷故令乍少而在月後若陽氣乘陰則血流散溢經所謂天暑地熱經水沸溢故令乍多而在月前如陰勝陽宜益氣行血陽勝陰又當補血行氣此是確法也

夫經水以紅為正即有愆期還易調治色紫者風也色黑者熱也色淡者虛也如豆汁者鬱滯也黃混濁者濕痰也成片塊者結聚也此所謂天寒地凍水凝成氷逆而行者流散也此所謂天暑地熱經水沸溢

二者陰陽偏勝血枯血熱也經水大槩如是至於血氣盛衰又當循其經絡虛實而治焉

經閉不通

李東垣曰經閉不行有三補前人之闕婦人脾胃久虛形體羸弱氣血俱衰而致經水斷絕不行或病中消胃熱善食漸瘦津液不生夫經者血脉津液所化津液既絕爲熱所爍肌肉漸瘦時見燥渴血海枯竭名曰血枯經絕宜瀉胃之燥熱補益氣血經自行矣此病或經適行而有子子亦不成而爲胎病者有之

或心胞絡脈洪數時見燥作大便秘濇小便不清經水閉絕不行此血海乾枯宜調血脈除胞絡中火邪經自行矣有因經水適至而入冷水浣垢經爲所閉此謂寒入血室也當以發散寒邪經自行矣

吳氏家傳治婦人室女經閉不通方

當歸一錢 白芍一錢 黃栢一錢 青皮八分 橘紅一錢 三稜一錢五分 蓬莪朮一錢醋炒 六神麯一錢 舊麥芽一錢炒 合二三劑生薑引白水煎服 此方如合丸爲細末米糊同滴醋和丸梧子大每空心服三錢淡酒送下

婦人女子經閉初服開鬱行氣方

羌活一錢　蘇梗一錢五分　荊芥穗一錢五分　宿砂仁六分　舊枳殼一錢炒　青皮一錢　香附一錢醋炒　京赤芍一錢　淮木通一錢　廣木香五分生磨入藥　吳茱萸五分炒　條甘草四分　合二服薑三片引

經閉二服行氣涼血活血方　服過前方之後服此方

當歸二錢　京赤芍一錢　懷生地二錢一分　香附一錢童便炒　玄胡索一錢醋炒　桃仁一錢去皮　京三稜一錢　廣木香六分生磨入藥　川鬱金七分　條芩一錢酒炒　益母草一錢　甘草三分　合五劑燈心引

室女經閉不通五心煩燥土牛膝散

土牛膝一兩去芦　當歸一兩身尾全用酒洗　桃仁五錢去皮尖　散紅花五錢
川黃連三錢酒炒　玄胡索五錢　共爲細末每空心服三錢
淡黃酒送下

婦人閉經肝積方即同血癥血瘕之類月經不通積聚成塊單方　萹蓄四錢　胡椒二錢　懷生地四錢　小紅棗二個去核　巴豆肉二錢　共合一處爲粗末用蠶蛾繭一箇將藥入繭口內填滿再用蠶蛾蛾繭一個將藥套住封固外如白線纏扎留下二三寸線頭於外其蛾繭入病婦產門內兩月的病根只二三日隨經下血藥進去不可動線入藥時令病人

仰卧其藥自會收進去其病若除血下經通速服生血養血藥以保元神也要忌生冷之物及氣惱為妙

生血養血湯

當歸身一錢二分　真川芎八分　白芍一錢五分　懷生地一錢　甘草三分　益母草一錢　澤蘭葉一錢依分均合多服十餘劑濃煎溫服

五補丸

大熟地　人參　白茯苓　懷牛膝　地骨皮各等分

為細末煉蜜丸梧子大每日午服三四錢溫酒送下

經行腹痛

良方云婦人經來腹痛由風冷客於胞絡衝任衝脉主心經任脉合脾經或傷於手太陽少陰二經當用溫經散或桃仁桂枝湯若憂思氣鬱而血滯者用桔梗桃仁生地以通其經也如血結成塊用益母丸丹溪云經水將來作痛者乃血實也一云氣滯用四物湯加桃仁香附黃連一云臨行時腰腹痛者乃是鬱滯有淤血用四物湯加紅花桃仁莪朮玄胡木香如覺有熱加柴胡條芩　經行後作痛者乃血氣俱虛也以八珍

湯加減服　戴氏曰經事來而腹痛者經事不來而腹亦痛者皆血之不調故也欲調其血先調其氣四物湯加茱萸香附和氣飲痛甚加玄胡索五靈脂如感有寒邪先散外邪然後治經可也

經行腹痛及愆期方

當歸一錢　川芎八分　白芍炒一錢　熟地二錢　條芩酒炒一錢　香附醋炒一錢　延胡索酒炒一錢　五靈脂一錢　廣陳皮八分　烏藥七分　茯苓一錢　甘草三分　合五服薑棗引水煎溫服

經行腹痛血黑經前血旺及發熱

當歸一錢赤芍一錢川芎七分生地一錢丹皮一錢陳皮八分川黄連炒五分川鬱金五分柴胡八分香附炒一錢延胡索炒一錢甘草三分 合五劑加醋炒艾葉五分生薑二片爲引

經行過期血淡手足酸麻無力者

當歸一錢川芎一錢白芍炒八分茯苓一錢陳皮一錢半夏六分白豆蔻一錢熟地一錢五分枳殼五分砂仁去殼一錢甘草三分 合五服蓮子十個去心爲引 臨月水至日服

經水愆期一月兩行

當歸二錢川芎五分熟地一錢茯苓一錢廣皮一錢二分續斷一錢益

母草一錢木香二分小茴五分大腹皮三分甘草二分水煎棗
二枚蓮子十箇為引半空心服過二三日又服一劑
服數劑效

錯經妄行於口鼻謂之逆行　是火載血氣之亂也治
宜降火順氣和血脉必乾澁久而不治乃成虛怯
當歸一錢川芎六分生地一錢熟地一錢藕子五分知母一錢水炒鹽
黃栢八分水炒鹽金井阿膠一錢炒成珠蒲黃白芍一錢炒合二
服竹葉引白水煎　凡遇經至口鼻即見紅也服二劑

調經種子第一效方

當歸四錢酒洗大川芎四錢大熟地六錢香附米炒六錢丹皮三錢
白芍酒炒三錢廣陳皮去白三錢茯苓去皮三錢茱萸炒四錢玄胡索
三錢酒炒　已上十味為主加減開後
若過期而經水色淡者乃血虛有寒也加官桂乾薑
艾葉醋炒各二錢　若先期三五日色紫者加條芩酒炒三錢
右剉作四服每一服加生薑三片水一碗半煎至一
碗空心溫服渣再煎臨臥服待經至之日服起一日
一服藥盡經止則當交媾即成孕矣縱未成孕經當
對期候經再至再服四劑必孕無疑曾以此十味主

方調經不問色淡色紫無加無減投之百發百中此

第一調經聖藥真妙劑也

種子良方

盖婦人難於嗣者皆由血氣不和有痰凝血滯之症有憂思氣鬱之因不易成孕服此方氣舒血和即能孕矣　擇壬子日合藥此仙方也

白茯苓一兩去皮　懷牛膝一兩　北細辛一兩　白芨一兩　吳茱萸一兩

明沒藥一兩火煅去油　滴乳香三錢火煅去油　真肉桂一錢　白附子一錢

石菖蒲二錢　大當歸三錢　人參三錢　右藥十二味切要用

戥子照分兩稱明白不可加減遵炮製不可草率共為極細末煉白蜜為丸如梧桐子大每服十三丸食前用無灰好黃酒溫熱送下每日三服服完見效不宜多服恐懷雙胎有孕者忌服

驗胎法

經不行或三月者如脉辨不的確疑似之間用川芎為細末濃煎艾葉湯空心調下二錢覺腹內微動則有胎也否則是經滯凡孕婦宜常服安胎和氣飲每月三四服如至六七個月不服亦可矣

論胎前調理法

集略云母之腎臟係於胎是母之正氣子之所賴也受姙之後宜令鎮靜則血氣安和須內遠七情外薄五味大冷大熱之物皆在所禁使風邪不得投間而侵亦不得交合陰陽觸動慾火行坐宜正生子端方不食厚味椒薑熱物生子則無驚搐之憂見從母氣不可不慎也且不宜輕易服藥或動履不安不得已而服安胎和氣飲可也

墮胎小產論

懷胎半產者重於正產蓋正產時日已至如瓜熟自落半產者如生摘其蒂人皆輕忽遺害恒多大抵半產者除跌撲損傷外無故而忽然自墮者多在三五個月六七箇月若前次在此月墮過後至此月必復應期而墮何也蓋三月乃手厥陰心胞絡所養五月乃足太陰脾經所養七個月太陰肺經所養心胞是名膻中内屬於心以代君火行事其經多血少氣若或悲哀思慮驚動而神氣内虚則墮脾為五臟之本生化之源其經少血若飲食失宜起居不慎脾土受

傷不能化血養胎則墮肺主一身之氣所以流行血
脉擧載胎元者全賴於此其經亦多氣少血若太勞
太哭頻於沐浴多犯寒冷氣有虧損不能內固則下
墜而墮凡此三經關於胎者尤切此月經虛不能任
養則墮復至此月此經益虛故復墮必須預服安胎
飲十數服調補氣血防過此月胎自固矣如三月前
用芎帰補中湯或茯神湯五月前用安中湯或四物
兼益氣湯如嘔吐用六君子湯生薑大棗七月前用
補中益氣湯倍芎帰砂仁如有別症則隨症斟酌此

月防過尤宜慎重蓋婦人懷孕三四月動胎者早宜提防預先每月多服安胎和氣飲可保無虞也

安胎和氣飲

當歸一錢 川芎一錢 白芍一錢 熟地一錢 黄芩炒一錢 砂仁一錢 廣陳皮八分 續斷一錢 茯苓一錢 香附炒八分 白朮一錢 甘草三分

氣痛加烏藥八分 起初服加蘇梗一錢 合三四劑

薑棗引

安胎和氣補中湯

當歸 川芎 白朮 熟地 茯苓 續斷 烏藥

益母草各一錢 廣陳皮 砂仁 條芩炒各八分 甘草三分

右合三服薑棗引

寒氣動胎方 凡胎動以安胎保胎為主即如孕婦臨盆肚腹痛一日二日若未破水者切不可催生

當歸 川芎 白芍炒 熟地 香附 砂仁 蘇梗

玄胡索酒炒 吳茱萸炒各一錢 枳殼 羌活 廣陳皮各八分

甘草四分 合一服生薑三片引

胎動立保方 平素體弱者此方主之

人參五分另蒸汁入藥 黃芪一錢 升麻五分 漂白朮土炒一錢 當歸一錢

川芎一錢 熟地一錢 遠志肉八分 麥冬去心一錢 茯神一錢 甘草三分

右合三服泡圓眼二個為引

茯神湯 養榮衛保胎漏胎通用

茯神一錢 遠志八分 當歸一錢 阿膠炒一錢 土龍骨醋煅八分 丹參一錢 人參五分蒸汁入藥 甘草三分 合一二劑加赤小豆一撮 大棗二枚為引

六君子湯 治嘔吐泄瀉安胎

茯苓一錢 杭白朮一錢五分炒 砂仁八分 白豆蔻一錢製 香附一錢酒炒製 半夏五分 陳皮一錢 吐絲子一錢 茴芷炒一錢 藊豆炒一錢

右合一二劑薑引

安中湯　養血生血保肺氣安胎

人參五分另蒸汁入藥　白术一錢　川芎八分　當歸一錢　白芍一錢酒炒　五味子五分　熟地一錢二分　天冬七分　麥冬一錢　條芩八分酒炒　陳皮八分

甘草三分　合二三劑泡圓爲引

補中益氣湯　安神益氣保胎

人參八分　白术一錢土炒　黃芪一錢二分蜜炒　陳皮八分　麥冬一錢去心　白當歸一錢　川芎六分　升麻四分　柴胡七分　甘草三分　合一二劑

薑棗引

安胎散

當帰二錢 川芎一錢五分 生地一錢 益母草一錢 白朮二錢 砂仁八分

條芩一錢酒炒 香附一錢童便炒 甘草三分 合数服薑引 有寒

加蘄梗一錢 有潮熱加柴胡八分 胸膈不寛加川黄

連八分炒 去生地

安胎散體弱者用此方

當歸 川芎 白芍 地黄 條芩酒炒 白朮 續斷

杜仲塩水炒 砂仁 香附 甘草 作嘔者去條芩香

附加白豆蔻益智仁 合三四劑薑引每月吃三五

服決無墮服之患矣體弱者有孕服此方起至十月產兒止真安胎良方也不可忽略

孕婦樽節禁忌

夫孕婦謹守禁忌方保正產如誤服降性藥多則胎墜小腹極難轉運誤食莧菜則胎逼欲產不謹房勞則胎動欲墮三者並服補母壽子安胎飲以安之如胎傷墜胎欲下者少加升麻五分以提之不謹房事腹痛欲墜者一時頻服兩貼即安

補母壽子安胎飲

人參一錢歸身三錢白术二錢熟地三錢條芩一錢五分紫蘇五分廣陳皮四分炙甘草四分引加黑棗二枚水煎服脾弱泄瀉加建蓮十枚去心木香末三分怔忡驚悸加麥冬一錢棗仁炒一錢益智仁一錢龍眼十枚

胎前各症俱用安胎飲加減治之方列於左

一孕婦元氣不足倦怠或胎動不安或身微熱或減飲食俱服後方如腰疼腿痛者一日夜必服兩貼

人參一錢五分歸身二錢白术一錢五分熟地二錢條芩八分紫蘇四分陳皮四分砂仁三分甘草三分引加黑棗二枚煩渴加麥

冬一錢

一孕婦多怒氣胸腹滿悶或服烏藥香附砂仁耗氣藥反加滿悶宜服後方

人參一錢 歸身二錢 白朮二錢 條芩八分 紫蘇四分 陳皮四分 木香磨二分 甘草二分 白水煎服

一孕婦下血不止或按月有血點滴名曰胎漏大率因勞動或不謹房事或喜炙燔熱物過多宜服安胎飲

人參 歸身 白朮 熟地 條芩 紫蘇 白芷 甘草 引加大棗二枚

一孕婦頓撲跌撲動胎下血不止先服安胎飲一日二

服如不止宜服加膠艾安胎飲

人參一錢五分　歸身三錢　白朮二錢　熟地二錢　條芩八分　川芎二分　廣

陳皮四分　紫蘇四分　阿膠一錢　艾葉八分　甘草四分　如感寒頭

痛加帶鬚葱頭四根　頭不痛去川芎　腹中痛去艾葉加

帶殼砂仁四分

一孕婦吐血衄血或因破傷出血驀然口噤項強背直

類中風症皆因失血之故宜用安胎飲加減治之

人參　歸身　白朮　熟地　黃芩　麥冬　天麻

防風　荊芥各一錢　陳皮　甘草各四分　如口噤項強

手足縮攣言語蹇澁痰涎壅盛不省人事可作中風

治宜用羚羊角散

羚羊角一錢　獨活八分　防風五分　歸身二錢　川芎一錢　茯苓八分　薏

米仁一錢　棗仁一錢五　加皮八分　杏仁十粒　木香二分　甘草四分　如

虛人加人參一錢　痰多加竹瀝半盞薑汁一匙　脾胃

弱加白朮二錢　如無痰言語如常多因血躁類中

風不可槩以中風論而誤人命　陳良甫曰妊娠體

虛受風傷足太陽膀胱經絡復遇風寒相摶則口噤

背強甚則腰脊反張名曰痙其症昏悶不識人須使自醒良久復作謂之風痙一名子癇 薛立齋曰心與肝熱者用勾藤湯肝脾血虛者加味消遥散氣逆痰滯用紫蘇飲肝脾鬱怒二陳湯加越鞠丸肝經風熱二陳湯加姜汁竹瀝各因其症治之

鈎藤湯如孕婦八九月胎動不安子癇症宜服鈎藤湯

鈎藤一錢人參一錢當歸一錢茯神一錢川獨活五分桑寄生五分陳皮一錢白芍五分桔梗一錢 合一服燈心為引煩熱加竹茹石膏羚羊角二錢

一孕婦心驚胆寒煩悶不安名曰子煩宜竹葉安胎飲
人參一錢 歸身二錢 白术二錢 生地二錢 黄芩八分 陳皮四分 遠志八分 麦冬一錢 棗仁一錢 甘草四分 加竹葉數片爲引 如煩渴再加竹茹 有痰加竹瀝半盞 薑汁一匙 虛人倍加人參 脾胃常瀉減生地棗仁 薛氏云前症若胃經實火用竹葉石膏湯 若胃經虛熱用人參黄芪散 胃經氣滯用紫蘇飲 痰滯用二陳湯加白术枳殼 氣鬱用分氣飲加川芎 脾胃虛弱用六君子兼歸脾湯 若怒動肝火用加味逍遥散 各因其症治之 如孕婦

子煩心慌發熱燥渴宜加減竹葉石膏湯

條芩八分 生地一錢 石膏五分 梔仁七分炒 陳皮一錢 連翹一錢去心

柴胡八分 赤苓一錢 知母一錢鹽水炒 淮木通一錢 甘草三分 加

竹葉二十片為引 合二三服溫服 如胃經虛火

上炎宜人參黃芪散

人參 黃芪 白芍 當歸 條芩 生地 麦冬

陳皮 知母 茯神 五味子 小草 甘草 合

二三劑燈心竹葉引 如痰滯宜加減二陳湯

茯苓 陳皮 製半夏五分 川貝母五分為末生泡入藥 枳殼

防風 天麻 蘇薄荷 杏仁 白朮 蒼朮 甘草 合二三劑薑三片引 如氣滯宜紫蘇飲

紫蘇二錢 大腹皮一錢 當歸一錢 川芎一錢 杭白芍一錢酒炒 陳皮一錢 人參五分 甘草三分 合二服薑引濃煎溫服 如氣鬱心中悶脹中滿煩燥不寧宜分氣飲

廣木香五分磨入藥 生枳殼八分炒 大腹皮一錢 延胡索一錢炒 廣陳皮一錢 白芍一錢炒 當歸一錢 條芩八分炒 烏藥六分 阿膠一錢蒲黃炒成珠 甘草三分 合二貼酒麯引

一孕婦瘧疾寒多熱少宜服加減安胎飲

人參一錢歸身三錢白术三錢條芩一錢紫蘇四分藿香五分半夏
七分草菓三分青皮三分甘草四分引加烏梅二個生薑一
片　如寒熱往來宜服後方
白茯苓　廣陳皮　青皮　枳殼　草菓仁　紫蘇
蘇薄荷　北柴胡　前胡　猪苓　漂澤瀉　川芎
甘草　合二劑薑引　如痰盛熱盛宜用後方
白茯苓　枯黄芩　青皮　陳皮　蘇薄荷　前胡
山楂肉　真川芎　草菓仁　川貝母一錢為末生泡入藥服
舊枳殼　條甘草　合二貼薑引溫服

妊娠患痢　初起紅白裏急後重用此方

蘇梗　白芍　枳殼　萹豆　神麯　黃芩　當歸

青皮　蒼朮　檳榔五分　廣木香三分生磨　延胡索五分炒

右合二貼酒麯引忌葷腥冷菓

妊娠痢疾　紅多裏急用此方

當歸　白芍　連翹去心　枯黃芩　青皮　枳殼

青木香　萹豆花　陳香茹　黃連五分炒　如熱重者

反裏急日夜利數十次者加熟大黃一錢五分

右合二劑酒麯引水煎過服忌葷滯之物

妊娠便血　或食薑椒或食雞魚以致大腸便血或乾燥或素常有腸風下血之症此方通用

全當歸一錢二分　白芍一錢炒　生地二錢　地榆一錢五分　枳殼八分炒　胡麻仁八分作餅　枯黃芩八分炒　天門冬一錢　金銀花一錢　荊芥穗七分　甘草三分　合二三劑　芝麻一撮為引水煎溫服

如係血熱加川黃連五分炒

妊娠白帶　此乃脾虛濕注用六君子湯加減治之

白茯苓　廣陳皮　杭白朮　白芍藥　荊芥穗

當歸身　真川芎　製香附　縮砂仁　小茴香

益母草　粉甘草　合三五劑煨薑二片棗一枚仝
煎溫服

二黃散　治妊娠白帶絞痛
雞蛋一箇烏黑雞蛋者佳打破上頭去白留黃留殼聽用　血黃丹一錢研末　将雞蛋
黃仝黃丹貫入蛋殼内攪勻以紙数重包裹水湿糊
密外用塩泥封固放於火内煨乾取出蛋黃研為細
末每服二錢米飲調下一服愈者是男二服愈者是
女

妊娠嘔吐　類子煩症　女子懷胎二三月常患嘔吐

者多緣胃腑有粘滯痰飲寒熱客於胃致令煩嘔不已氣逆酢酸或頭昏腦悶神情困頓等症甚則嘔出鮮血皆屬客熱痰滯致使胎氣不和亦要早治庶免墮胎之患治法宜和中調胃豁痰可矣

茯苓一錢 云紅一錢五分 白芍八分炒 眞川芎一錢 菊花一錢 藿香五分 小草一錢 山萸肉一錢二分 澤瀉一錢 麥冬一錢去心 引加竹茹一團濃煎溫服 頭一服加紫蘇六分 體弱者加當歸一錢 小茴炒一錢 如嘔逆倦怠惡食宜用加味參橘飲

人參一錢 橘紅四分 歸身二錢 白术二錢 半夏八分 藿香四分 砂仁

三分 甘草四分 竹茹一丸爲引 肥人加竹瀝半盞 姜汁一匙

妊娠嘔吐吞酸嘈雜

白茯苓 漂白术 廣陳皮 香附 藿香 砂仁

眞川芎 秦當歸 益智仁 六神麯 甘草 引

加竹茹一團 合二劑水煎食遠服

妊娠嘔吐心腹脹滿名子懸 如胃寒熱者用藿香正

氣散食傷脾胃者六君子湯脾土虧弱被肝木所侮

六君子加升麻柴胡升降即瘥臨症制宜可也

妊娠咳嗽吐痰

白茯苓 廣陳皮 天花粉 生地黄 秦當歸

白芍藥 牙桔梗 蘇薄荷 麦門冬 條甘草

合二貼竹葉引水煎溫服

妊娠咳嗽吐血犀角湯

犀角水磨八分 生地三錢 歸身一錢 天冬一錢 麦冬一錢 黄芩一錢 白术一錢 紫菀一錢 知母一錢 陳皮四分 甘草四分 如喘加瓜蔞仁

妊娠吐血

多在三月前吐血此係倒經漏胎或素有虛火上炎者皆不可妄治諒與降心火之劑可耳

全當帰 白芍 生地 陳皮 香附 青小草
杭麦冬 葳蕤 條芩 澤瀉 山藥面 益母草
甘草炙 合三貼竹葉燈心為引濃煎溫服忌雞魚火酒

妊娠霍亂吐瀉心煩腹痛 宜先服六和湯止吐瀉
人參一錢 茯苓八分 陳皮四分 半夏七分 藿香四分 砂仁四分 木瓜
一錢 扁豆一錢 杏仁十五粒 甘草四分 竹茹一丸 姜棗為引煎
服即安有效不必易方次服安胎飲安胎

妊娠子氣 脚腫或漸至腿膝行步艱難甚至出黃水
者名曰子氣此一症不服藥亦無妨碍至十月滿足

產兒即愈也如腫痛難受要服藥時用天仙藤方可也

天仙藤一錢五分 即青木香 香附炒一錢 廣木香三分 茯苓一錢 陳皮一錢

白朮土炒一錢 白芍一錢 當歸一錢 烏藥一錢 砂仁一錢 [illegible]合二三

服薑引 腳腫加防己一錢 氣腫及五心潮熱加地

骨皮一錢 如腿膝發腫氣促滿悶不舒或足指水

出由脾主四肢脾氣虛弱不能制水而發腫肺腎少

母氣滋賴而氣促滿悶宜先服天仙藤散照前方加

木瓜四分 [illegible][illegible][illegible] 紫蘇四分 甘草三分 去廣木香茯苓白芍烏藥虛

人再加人參一錢不效宜服補中健脾湯胃氣虛弱

宜兼服補中益氣湯

妊娠面目虛腫四肢水氣名曰子腫一名子滿宜用白术散

白术二錢五分土炒 茯苓一錢五分 陳皮一錢 薑皮一錢 大腹皮一錢 桑白皮一錢 共為細末每服三錢米湯調下 一云多因脾胃氣虛或久瀉所致宜健脾利水用參苓白术散

人參一錢 茯苓皮二錢 白术二錢 陳皮四分 腹皮七分 紫蘇四分 甘草二分 白水煎服

妊娠身體浮腫四肢脹急小便不利 宜木通散

木通一錢 香茹一錢 蘇梗一錢 枳殼一錢 柯子皮一錢 青皮八分 廣

木香三分生磨入藥　條苓五分　合二服薑皮五分引

妊娠肚腹脹滿或渾身浮腫小便赤澁　宜千金鯉魚湯

當歸一錢　白芍一錢　白朮二錢　茯苓一錢五分　橘紅八分　活鯉魚一尾約一觔重者　合一服先將藥煎終聽用再將魚不必去鱗腸白水煮熟去魚取汁一盞半入生薑三片再煎至一盞將前煎藥煎熟入鯉魚汁空心調服如腫未消盡或腹脹尚未除再合一劑服之即消也

妊娠遍身洪腫　宜葶藶散

葶藶一兩　白朮五兩　茯苓　桑白皮　郁李仁各一兩

右爲粗末水六升煎取二升分三服小便利即瘥

妊娠小便澁少或成淋瀝名曰子淋宜服加味安榮飲 安榮飲

人參 白朮 歸身 麦冬各二錢 茯苓皮一錢 通草一錢

甘草四分 燈草五分 有痰清肺金加黄芩七分

轉胞症

證治要訣云轉胞之症諸論有之以胎漸長且近下逼迫於胞胞爲所逼而側故名轉胞胞近膀胱也然與子淋症相類其小便頻數點滴而痛者名子淋頻數出少不痛者爲轉胞間有微痛終與子淋不同丐

苓散加阿膠治之各家議論不一 金匱要略云婦人病飲食如常煩熱不得臥而反倚息者何也曰此轉胞不得溺也為胞系了戾以致此病但利小便則愈宜腎氣丸主之 丹溪云一婦懷胎七八月忽小便不通百醫不能利轉急脹痛診之脉細弱此血氣虛弱不能上載其胎故胎重下墜壓在膀胱下口因此溺不得出若服補藥升扶胎起則自利緩藥力未至愈加急滿遂令一老婦用香油塗手自產戶托起其胎溺出如注脹急頓解以大劑參芪服之三日

後胎漸起小便如故

妊娠轉胞方 宜導小便用加減五苓散

茯苓 白术 澤瀉 滑石 阿膠 當歸 麥冬

熟地 木通 陳皮 甘草 合二三服薑引

妊娠轉胞小腹急滿不通 服過五苓散不通體弱者用探吐法

白术 當歸 川芎 白芍 地黃 陳皮 半夏

五分 麥冬 茯苓 甘草 人參五分另蒸汁入藥如無人參以黃芪一錢鹽水炒代之 右合四服生薑三片引喫藥後隨即探喉

吐出藥汁連服連吐

妊娠轉胞體弱服諸藥無效者此方主之

人参五分 白朮一錢 當歸一錢 川芎一錢 升麻五分 麥冬一錢 生地一錢 黃芪八分 茯神一錢 白芍七分 小草八分 甘草四分 合三四服薑引先令老婦手塗香油入産門内托起其胎隨即進藥可保無虞

妊娠中惡 無論妊有幾月者若犯中惡腹痛急宜治之不可怠忽

大全云妊娠忽然心腹刺痛悶絶欲死者謂之中惡蓋邪惡之氣中於胎而傷人也所以然者血氣自養而爲精神之主若血氣不和則精神衰弱故邪毒之

氣得以中之而損胎也　薛氏曰當調補正氣為善

用金銀藤一味煎湯飲之

妊娠中惡心腹疼痛當歸散

當歸　川芎　吳茱萸　廣木香　丁香三分　延胡索

五靈脂　滴乳香三分　明沒藥三分　枳殼　青皮　條芩炒五分

甘草　合一貼　生薑二片煎服　一方當歸八分

生地二錢　枳殼八分　廣陳皮八分　大腹皮八分　香附五分　廣木香磨五分

鹿角水磨　合一貼　生薑引煎服

妊娠觸胃惡氣傷胎肚痛手不可近不思飲食散滯飲

青皮八分 黃芩炒八分 白芍炒八分 當歸尾一錢 川芎一錢 廣木香四分 香附八分 生地一錢二分 山楂一錢 白朮土炒八分 甘草三分

右合一劑取苧麻根三錢煎水一盞聽用煎藥用水二鍾煎至一鍾合苧麻根再煎熱溫服

妊娠熱病骨節疼痛不急治則胎欲落宜前葛固胎飲

前胡 葛根 石羔 升麻 青黛 如有痰加竹瀝薑汁

妊娠熱病班出赤黑色小便如血氣急欲絕胎欲落宜服消班救胎飲 生地 石羔 梔子 黃芩各一錢

升麻五分 杏仁十粒去皮尖 青黛五分 豆豉四十九粒 葱白三個

妊娠形體勞苦遇食炒炙等物小便中帶血宜清膀胱之火用加味逍遥散 當歸二錢 柴胡一錢 白芍一錢 白朮一錢五分 茯苓七分 丹皮七分 梔子七分 炙甘草四分

妊娠腹內兒哭方

腹內兒哭者臍帶疙瘩兒含口中因妊婦登高舉臂脫出兒口為此作聲急令妊婦曲腰就地如拾物樣兒得臍帶入口即不哭矣

一方 用豆子一升鋪散地下令妊婦曲腰緩緩拾完令兒臍帶入口則不哭矣再服產難良方一二服可矣

妊娠子瘖　妊娠三五箇月忽然失聲音不能言語或至九個月而失瘖此皆不必治也分娩之後不藥而自愈蓋係腎脈貫舌爲胎氣所束故不能言也

滋養益元湯

生地　熟地　歸身　丹參　遠志肉　白茯神

麥冬　枸杞子　五味子　益母草　人乳半盞不用煎摻藥服

合三服竹葉引

產寶論

柯集菴曰醫家立方先詢經則能受孕既受孕則爲

胎前十月滿足則爲臨產既產則爲產後次第皆有方此女科之大槩也回者之中惟臨產則謂之產難人命在呼吸之間天地生人自有其道不可思議易產者舉世皆然一有艱難驚惶莫措或母或子甚至子母俱亡者乃仁人之所深痛也其間所遇雖天數使然亦由人事乖違所以至此一凡保產方書最要切當不必衍文庶几通俗其所載之方屢屢經驗如山村及黑夜遇產難之時無處延醫買藥內有急救良方而備列焉

臨產交骨不開方

當歸一兩 川芎一兩 敗龜板一個自死者名敗龜也用火酥黃色此物須鬧時謀就為妙也 頭髮一握要少年女子者佳用麪麩搓洗去油火煅存性 將四味為粗末每服五七錢白水煎服服之行人約五里程交骨自開兒即生矣 一方用鱉甲燒灰頭髮灰各一錢當歸三錢共合酒煎服

催生活胎散凡用催生諸方產婦未破水之時先切不可早用慎之慎之

當歸五錢 真川芎五錢 二味切片濃煎滾熱聽用 雞蛋二個取白去黃不用 香油三錢 蜂蜜三錢 三件合一處併前藥一併

合碗內攪勻產婦臨產已破水兒胎不下急服此方或兒至產門不下此方能潤腸活胎急宜服之立產

催生第一良方 屢經試驗

當歸三錢 真川芎三錢 吐絲子二錢用酒煮過的 滑石二錢為末 如破水過多者再加吐絲子一錢 將四味白水鍾半摻黃酒鍾半仝煎服之立產

催生神方

真川芎二錢 當歸三錢 冬葵子十九個搗碎 三味切片臨產時煎服立產

觀音救苦湯

婦人臨產中指兩傍第二骨節處有脉時乃正當即產之時也如遇當產之時難產者不必驚疑亂用他藥須倫火硝（即傾銀匠所用之硝）一錢二分逢閏月之年用一錢三分滾水送下即產母子保全無害此仙方也萬無一失切勿邈視

皮硝催生飲（身體太弱者不用）

婦人臨盆胞破胞水已完小兒不能下者用皮硝一兩入磁碗內先以滾陳老酒少許溶化加熱童便一

茶鍾次如滾陳老酒一茶鍾令產婦急飲之則胞水自長小兒即下

催生五汁飲

人乳　童便　蜂蜜生用　麻油　黃酒各一杯溫服立產此亦名醫常用之方也

如聖散　治漏血胎胞乾澁難產

黃蜀葵花焙爲末熱湯調下二錢若漏血胎胞乾澁難產連進三服即產如無花用葵子四十九粒研末溫酒調服或有用至半合者若打撲胎死用紅花無花酒酒

調下

難產經日不下驗方

真雲母粉五錢溫酒調服即產百試百驗

催生如神散

百草霜取釜底心者白芷不見火各為末等分每服三錢以童便米醋調和如膏加沸湯下或童便酒煎進二服薛立齋云此藥大能固血可免血乾治逆產橫生其功甚大

催生兔腦丸

射香二分五厘研末乳香五分研末母丁香一錢為末用臘月兔腦和

三味爲丸如芡實大陰乾以油紙密包勿令洩氣産母每服一丸溫滾水送下即産兒産下時此藥男左女右仍㩦定手中取出丸藥還催得生産一次真奇方也

生産神驗湯

此方刋布已久果係良方故重刻行世

川芎一錢五分　兎絲子一錢四分　當歸酒洗一錢一方用一錢五分　川貝母去心一錢一方爲末入藥泡　黃芪八分　荊芥穗八分一方用芥一錢二分　制蘄艾七分炒如無蘄艾家艾亦可用　厚朴姜汁炒七分　枳殼六分一方八分去穰麩炒　羌活五分　甘草五分　白芍一錢二分冬天只用一錢一方用一錢二分酒炒　各藥切要

用戥子照數稱明白勿多勿少遵炮製不可草率用水二碗薑三片煎八分熱服此方專治難産横逆不順難六七日不下者一服立下若至九個月一服足月一服俱用子時空心服藥臨産再服可保萬全神妙不測切勿邈視一方用於臨期覺腰痛及動履不安乃將産之候也預服一貼臨盆再服一貼即易産也有數日不得産者一服即産又治血昏陰脱及小産動傷胎氣服之可保無虞此方行世已驗過千萬次矣

急救小產下血昏憒湯藥

小產下血過多悶絕將死或憎寒唇口爪甲青白面黃舌脈黑昔犯此數症必然敗血搶心或血昏不省人事或冷汗自出喘滿不食或食毒物或悞吃草藥墮胎下血不止若未產下血不止見胎未損服之可安見胎已死服之可下此方即仲景茯苓桂枝湯但用淡醋湯送下不同耳 丹皮 茯苓 桂枝 赤芍藥 桃仁去皮尖 合一劑各等分濃煎用淡醋調服加苧蔴根二錢入藥同煎外加童便半盞入藥同服

急救橫生逆產須臾不救母子俱亡　蛇蛻一條蟬蛻十四

個　胎髮一錢燒灰　共為末分作二服酒調下停一刻再進

一服服藥之後令產婦仰臥藥力至胎即下

橫生倒產經日不下急救方　人參末　乳香末　丹

砂末各一錢研勻雞子白一枚加生薑自然汁三匙

攪勻冷服母子俱全　一方又各保產無憂飲用人

參末二錢乳香去淨油末二錢為硃砂末一錢三味各另包

候臨產用滾水調服助精神壯氣力分娩自然順利

急救兒捧母心暈絕將死者　婦人臨產時久不見兒

下產婦暈絕將死者若心中有熱氣必是兒手捧住母心致令產母暈憒暴死急用引入心經之藥分解兒手方得下也蓋兒手捏一物最緊藥力一到兒手自軟鮮脫矣　乳香五錢去油　射香六分　官桂一錢　共為細末作一服淡黃酒送下

下胎衣仙方　用黑豆二三合洗淨炒香熟入醋一大碗煎五六沸去豆取汁分作二次服之其胞即下此仙方也雖係醋煎並無酸惡之味須先預備應手見功

下胞衣及死胎

巴豆十六個去殼 萆麻子四十九個去殼 射香二錢

右三味共搗成泥用細巾盛藥如胞衣不下將藥貼脚板心內男左女右如胞衣下來即時洗去若稍遲生腸下來用此藥塗在產母腦頂上生腸即收上去即將此藥速速取去如胎死腹中將藥貼肚臍上產下即時揩去用水洗淨

下死胎方

官桂五錢 丹皮一錢五分 川芎一錢五分 冬葵子炒一錢五分

共為末每服三錢葱白湯下

又方日久不出者

楡白皮一錢 枳椇五分 赤芍一錢 當歸一錢

黄芩八分 茯苓一錢 瞿麥一錢 冬葵子二錢 滑石一錢 甘草五分

合一二服 燈心引水煎服

黑神散 治熱病胎死腹中自出

官桂去皮 當歸 芍藥 生地 炮薑 甘草各一兩大

黑豆炒焦去皮三兩 共為末每服一錢溫酒下死胎自出

朱丹溪云胎得煖則下故用薑桂冬月更宜

平胃散加朴硝方

厚朴二錢 蒼朮二錢 陳皮二錢 甘草五分 朴硝五錢 白水煎服

薛立齋云下死胎此方最妙

産後盤腸不收　蔴油用三五觔煎熟盛放盆中約坐一刻以皂莢末吹入鼻中打嚏数個即收上去一方用半夏為末搐於鼻中即上

産後玉門不閉洗方　呉茱萸　兎絲子各一兩五錢　蛇床子一兩　硫黃四兩畧打碎　四味合一處和匀每用四五錢水一二碗煎湯頻洗自效

産後眼閉不能言語　類中風

細辛五分　石菖蒲八分　防風七分　川南星一錢　半夏七分　乾薑六分　肉桂五分　紅花五分　人參五分另蒸汁入藥　生薑五錢　合煎服外

用薑葱搗爛揉擦周身即醒　一方用荊芥同薄荷等分研末童便沖酒服神效

~~又方　荊芥同薄荷等分研末童便沖酒服神效~~

產後主方　當歸一錢　川芎八分　陳皮五分　白朮一錢　粉丹皮一錢　紅花七分　益母草八分　炙甘草三分　腹痛加延胡索八分　痛甚加肉桂五分　山楂肉五分　如身熱加茯苓二錢　炮薑一錢　身熱汗出去茯苓加黄芪二錢　汗出神虛者加人參一錢

產後腹痛下血不止及赤白帶下餅煎治年深日久者亦效

貫衆俗稱管重狀如刺蝟樣者用一個揉去毛花水洗淨不用切碎　用上好頭醋蘸溼以慢火炙之令香熟候冷搗碎爲細末空心米飲

湯調每服二錢

靈脂散　五靈脂　真蒲黃各五分一錢　水煎成膏用上好陳醋調服治產後惡露不行心腹疼痛一方治血崩將二味俱炒黑為細末每服三錢溫酒調下極效

千金不易牡丹方　當歸三錢　川芎　生地　香附醋炒　延胡索　澤蘭葉　益母草五分各一錢

一產婦後胃風加防風天麻各一錢

一咳嗽產後咳嗽加杏仁桑皮桔梗各一錢

一產後三四日發熱加炮薑炒黑人參黃芪各一錢

一產後飲食不進加山查麦芽各一錢

一產後脾胃作脹加白术茯苓蒼术厚朴陳皮砂仁枳殼各一錢

一產後心陽迷悶加陳皮枳殼砂仁各一錢

一產後心神恍惚加茯神遠志各一錢

一產後死血不行腹硬加紅花枳實桃仁去皮尖各一錢

一產後血暈加五靈脂醋炒荊芥穗炒黑各一錢

一產後血崩加地榆黑山梔丹皮各一錢

一產後胎衣不下加朴硝三錢

產後生化湯論

凡產後氣血暴虛，理當大補，但惡露未盡，血塊宜消，若補之，則舊血反滯，行之則新血不生，血虛尤甚。考藥性，川芎、當歸、桃仁三味，善破惡血，能生新血，佐以炮薑、甘草，入肺肝二經，生血理氣，五味共方，則行中有補，化中有生，實產後之要藥也，故名生化湯。夫產後憂驚勞倦，血氣兩虛，脾胃自弱，諸症乘虛易入，如有氣，勿專耗散，有食，勿專消導，熱不可用芩連，寒不可用桂附，寒則血塊停滯，熱則新血崩流，是以丹溪

先生論產必當大補氣血為先雖兼他症亦末治之已盡醫產之大旨可無大過矣

生化湯原方

當歸八錢酒浸今酌用五錢可矣　川芎四錢今酌用三錢可矣　桃仁去皮十粒今酌用一錢　炮薑炭五分　甘草炙五分　水二鍾煎八分和酒十茶匙溫服渣并後貼再煎　凡有孕至七八月者預製二三貼候胞水一破煎一貼候見下地即服不論正產小產雖少壯產婦平安無恙者宜服兩貼以消血塊生長新血如產下一兩個時辰內未進飲食之先

相継煎服两貼永杜產後諸症真良方也

產後危急之症方列於左以備鄉村僻道途遠併無力延醫者便易用藥

一產兒下產母血暈速服生化湯三四貼連服神效且服一貼產婦自覺精神不厭進藥之頻也

一產婦稟弱及胎前症虛產畢暈倦速服生化湯一貼第二貼加人參二三錢在生化湯内連服二三貼以救危急

一分娩後汗浸浸然出氣短神昏乃危症也速服生化

湯一貼第二服加人參二三錢連進三服即愈

一產後身熱汗出氣促咽塞不舒乃危症也先服生化湯一貼再連服加參生化湯庶可回生

一產後日久不食服藥即吐者宜用人參二三錢生薑三片白米一大撮水煎服以安胃氣即愈人參另蒸汁入藥

一產後手足冷厥由陰氣虛陽氣亦虛而虛則手足冷而發厥宜用加味生化理中湯　川芎一錢　大當歸三錢　炮薑五分　炙甘草五分　人參三錢　黃芪一錢　服參芪而厥回

一

用生化湯加參麥散　人參一錢麥冬一錢五味子十粒
如手足冷口氣漸冷去麥冬五味子加熟附子五分
參三錢有痰加橘紅五分竹瀝半盞酒薑汁十茶匙有汗加黃
芪一錢大便不通加麻仁一錢五分雖熱不可用承氣湯寒
厥不可用四逆湯熱厥不可用白虎湯大抵產後厥
症氣血兩虛其脉欲脫必用生化湯加大補之藥少

心驚煩躁目瞑似邪語言不正俱大產危症分論塊痛速從權用加參芪生化湯二三服以救危急待產婦稍有精神如塊痛未除暫減參芪以除痛塊痛塊除仍加參芪以愈諸症此從權用藥之良法也

一產後七日內外感風寒咳嗽鼻塞聲重惡寒頭疼發熱等症宜用寧肺生化湯

川芎一錢 當歸三錢 杏仁十粒去皮尖 生地一錢 白芍一錢 訶子皮一錢 兜鈴四分 桔梗四分 引加生薑一片水煎服 如有痰加花粉一錢 嗽喘加款冬花二錢去蒂 如汗多虛弱權加人參一錢 黃芪二錢 麦

矣然痛塊未除暫減參芪以除痛塊也如口渴仍

參麥散 人參一錢 麥門冬一錢 五味子十粒 如手足

口氣漸冷加熟附子五分 人參用二三錢 有痰加橘紅五分 炙

瀝半盞 酒 薑汁五匙 茶 有汗加黃芪一錢 血塊痛加肉桂五分

大便不通加麻仁一錢五分 雖熱不可用承氣湯 寒厥不

可用四逆湯 熱厥不可用白虎湯 大抵產後厥症氣

血兩虛必須用大補 少佐肉桂回陽可也

佐肉桂回陽可也

一產後血崩血暈手足厥冷神昏氣脫或身熱汗多或

心驚煩躁目瞑似邪語言不正似大虛危症方論塊痛速從權用加參芪生化湯二三服以救危急待產婦稍有精神如塊痛未除暫減參芪以除痛塊痛塊除仍加參芪以愈諸症此從權用藥之良法也

一產後七日內外感風寒咳嗽鼻塞聲重惡寒頭疼發熱等症宜用寧肺生化湯 川芎一錢 當歸三錢 杏仁十粒去皮尖 生地一錢 白芍一錢 訶子皮一錢 兜鈴四分 桔梗四分 引加生薑一[illegible]水煎服 如有痰加花粉一錢 嗽喘加款冬花二錢去蒂 如汗多虛弱權加人參一錢 黃芪二錢 麦

各二錢煎服一二貼

一產後泄瀉或胎前泄瀉產後不止脾胃虛弱宜用加味生化湯 川芎一錢 當歸三錢 炮薑炭一錢 甘草五分 砂仁八分 陳皮五分 茯苓二錢 白朮二錢 訶子皮一錢 如產後久瀉不止加肉菓一個麵包煨去麵研去油 補骨脂二錢炒研 木香水磨三分入藥內服 如瀉兼熱補之則虛熱自退切勿用芩連梔栢寒涼之藥如有痰可加貝母一錢勿用半夏生薑瀉而兼渴可加參麥飲以回津液

一產後七日內外患痢赤白後重最為難治欲調氣行

血推蕩痢邪則傷產後之元氣欲滋榮益氣大補產虛又助邪痢之初盛必須行不損元補不助邪始為良法惟用加減生化湯　川芎一錢　當歸二錢　桃仁十粒去皮　茯苓一錢　陳皮五分　木香三分磨酒入藥內服　水二鍾煎八分溫服　如赤痢後重加川連六分姜汁炒　傷麵食加麥芽三錢炒　傷飯食加穀芽三錢炒　傷肉食加查肉一錢炒　神曲一錢五分炒　如胃氣虛弱瀉痢完穀不化宜溫助胃氣為主須服加味六君子湯　人參一錢　茯苓二錢　白朮二錢土炒　甘草五分炙　陳皮五分　製夏五分　肉菓一個　木香四分水研入藥服　引加

煨姜三片煎服　如嘔吐加砂仁一錢藿香五分　如小
便短澁加澤瀉五分燈心五十寸　如四肢浮腫小便短少
前方去藿香灯心加大腹皮一錢茯苓皮二錢生薑皮五分
建蓮子三錢薏苡仁二錢煎服二三貼
一產婦素弱臨產又勞倦氣血不足心膈不舒胃雖納
穀脾難轉運或因傷冷物或傷肉食而成臌脹者如
悮用消食耗氣之藥以致絕穀而成危急不治之症
宜用加減生化湯治脹方　人參二錢白术三錢當歸三錢
川芎七分茯苓一錢五分陳皮　砂仁　大腹皮各五分　如

脇痛或血塊痛加桃仁十粒去皮香附五分 如傷麵食血
脇痛塊痛者去桃仁加麦芽一錢 如傷冷粉梨橘等
菓腹大而痛者加呉萸一錢煨薑五分煎服一二貼

一產後大便不通悞服大黄或傷食悞服消導藥或忿
怒悞服消氣藥皆戒服脹俱宜服丹溪楼方 川芎
二錢歸身三錢茯苓二錢澤瀉八分陳皮一錢厚朴五分白芍一錢大
腹皮六分萊菔子六分人参二錢白术二錢紫蘇四分木香三分水磨
如傷麵食飯食加神麹麦芽傷肉食加山查砂仁
此方屢驗與前方相同兼治胎前臌脹亦有奇功

産後血暈（音運）昏迷不醒人事愴悴之際方藥不及或
山村及黑夜一時不及買藥急救簡便之方列後
一因下血多而忽然昏悶眩運不醒人事或汗出者此
血氣暴脫而神不收也急用釅醋澆炭火使氣衝口
鼻即醒如有餘之家預先製藥醒後仍用人參芎
歸薑棗煎服若身熱氣急者加童便一杯攙藥服
如身寒氣弱者加製附子二錢古人治脫血益血之
良法也
一因下血少而惡血上搶於心心下滿急神昏口噤手

足逆冷絶不知人者急扶起坐定用韮菜一觔許切碎放於有嘴瓶内再放紅炭火兩塊以燒滾好醋澆炭火中即封閉其大口而以瓶嘴對產婦鼻孔邊燻令醋氣衝入於鼻即醒

一用生葱頭取一握去根洗淨濃煎服之立甦

一用鹿角燒灰令冷出火氣研末入童便灌下一呷即醒用鹿角取其行血最快加黃酒調灌亦可

一用鬱金二錢炒過為末加入好醋滾白水調灌即醒體弱者加芎歸同煎即甦

一血暈血脫者用人參三錢當歸三錢川芎二錢荊芥
二錢澤蘭葉一錢六分童便煎服即甦
一用益母草搗絞汁每服一錢極妙
一產後心腹絞痛將危者用蒲黃炒黑五靈脂各等分
入酒研細每服二錢好醋半盞調服神效
一產後小腹脹痛產後三四日內閉瘀血積於子腸小肚
一塊疼痛俗名兒枕塊用北山楂七八錢水煎至一
鍾加陳砂糖即紅糖五六錢好黃酒二鍾空心熱服服
二三次催下惡露敗血即安

一產婦初產頭胎者用山查紅糖各五錢水煎服二次最妙使他一生永無血母疼痛之患真良方也

一除產後百病用山查五錢當歸二錢川芎二錢益母草五錢紅花一錢好黃酒一鍾水一鍾煎至一鍾不拘時服渣再煎服產後服此方各症可除連服二三劑極妙如頭懸甚者川芎用至四錢如本未虛弱之人產後自然更虛不用此方因有山查耳

一除產後諸症用當歸酒浸川芎各等分二味每用五錢入酒一鍾煎將乾加水一鍾再煎二三滾溫服 名佛手散

論産後潮熱諸症

蓋婦人産後最宜謹密要起居得宜寒熱温凉自宜調攝莫貪口哺庶幾可保無虞若起居不節梳頭浣垢或恣食葷滞飲冷形寒或怒動肝火憂思氣鬱致使六淫之氣得乘虚而犯潮熱之疾遂作若遇良醫則數服而愈若延庸醫則輕病轉至重病矣上古之業醫者探本窮源内經脉訣本草經絡皆得貫通故良工倶多今時之業醫者而欲求其知醫理脉理藥性經絡者甚少善用之則草根樹皮皆神丹上品不善用

之茯苓山藥皆鴆毒也庸俗之流以爲產婦下血過多專補氣血不問病因不知標本獨不揆之惡露未淨妄投補藥以致變症百出或變中風痙疾或變狂妄咳嗽瘧痢崩淋癥瘕虛汗癆瘵等症種種病端難以枚舉甚則敗血搶心性命不保此皆庸醫悞人之所致也願後之業醫者毋造次焉凡治產婦之病時將產寶講究與人令產婦知警提防謹密莫蹈前轍若痰病治身悔之晚矣凡治產病白芍地黃不宜多用麻桂參附慎勿亂投余有成方數條製合得宜病

情相符者依方服之立驗附載於左

產後傷寒者不得作正傷寒治若妄用大發表大涼藥則殺人矣如腦痛鼻塞聲重周身骨節痛發熱諒與之發散可也其餘發熱氣痛等症必依後方對症治之

蘇葛散 治產後頭痛腦痛鼻塞鼻涕初起用此方

蘇梗一錢 葛根一錢 川藁本一錢 白芷八分 山楂一錢 川芎一錢 當歸一錢 赤芍八分 香附一錢 枳殼七分炒 甘草三分 如骨節痛加羌活五分 剉一劑薑一片引水煎服忌葷不忌食

此方專治産婦傷寒發熱頭痛腦痛鼻塞鼻涕骨節痛只服一貼如未愈縮定一二日自愈設或不愈或發熱諸症則後列之方照症用之如無頭腦痛之症不服此方如發熱惡寒氣痛小腹痛脹悶等初起只服後三味之方神效

産後發熱初起神效第一良方 治發熱惡寒氣痛骨節痛血滯不可輕忽

大腹皮三錢洗去灰 水香附米三錢醋炒 廣陳皮一錢五分 合藥用戥子稱過一服水鍾半煎至一鍾熱服每一服即愈如熱退未盡再服一劑萬一不見效即服第二方必

愈也

產後潮熱第二方服過前方不效或服過發散之藥不退熱者此方服之立愈

當歸一錢 川芎八分 白芍酒炒八分 荊芥穗七分 大腹皮去毛一錢 延胡索醋炒一錢 香附醋炒一錢二分 黃芩酒炒一錢 枳殼炒七分 紅花五分 益母草一錢 炙甘草三分 每服稱過炒製只一二劑全愈

燈心引濃煎熱服 凡產後發熱者乃瘀血作潮也

忌用柴胡 柴胡性苦寒伐肝

產後作寒慄氣痛或寒熱往來者並治第二方

歸尾一錢 川芎七分 桂心五分 吳茱萸炒五分 丹皮八分 枳殼六分

川鬱金五分玄胡索一錢酒炒蘇梗五分前胡七分香附八分甘草三分

合一劑薑三片引水煎熱服

產後潮熱服前藥初起方次服方不愈者此方隨症加減對病服之無不愈焉

當歸 川芎 枳殼 香附 四味為君照症加減

一發熱加條芩紅花蘇梗益母草廣陳皮

一寒慄加吳茱萸肉桂白朮

一氣痛加廣木香玄胡索痛甚者加沒藥

一肉滯加山楂炒谷芽草菓仁

一食滯加廣木香山楂厚朴麥芽

一泄瀉加砂仁茯苓扁豆澤瀉木通

一嘔吐加蒼朮陳皮半夏藿香竹茹沉香

一口渴加烏梅連翹花粉麥冬

一氣促加沉香蘿蔔子

一不寐加柏子仁酸棗仁

一虛汗耳鳴心慌手足戰慄加人參一錢黃芪一錢白朮八分

產後作寒發熱氣痛百病第一方 屢驗

當歸一錢 真川芎八分 白芍一錢酒炒 香附一錢童便炒 益母草一錢

丹皮七分 紅花五分 延胡索八分酒炒 淮木通五分 炙甘草三分

依分稱過法製合一二劑每用生薑三片為引多則三服全愈　如熱多腦悶加條芩柴胡白芷　如寒多加官桂茱萸荊芥

產後潮熱增寒壯熱口渴心煩六脉沉實而數者

當歸一錢　柴胡五分　枳殼一錢　陳皮八分　香附八分　上好血竭二錢　芍藥一錢　玄胡索一錢酒炒　大黃二錢蒸熟　合一劑　苧蔴根二錢引

產後潮熱口渴蒸熱不退及悶燥潮熱

柴胡　黃芩　赤芍　當歸　川芎　蒲黃　枳殼

香附　地骨皮　甘草　均合一二劑生薑一片引

產後潮熱敗血衝心胸滿喘急命在須臾者此方主之

上好真血竭三錢沒藥三錢二味研細末用童便合

好黃酒大半盞同煎一沸取出溫服二三服全愈

琥珀散治產後潮熱敗血搶心昏迷不省氣欲絕者

琥珀五分為極細末俟藥煎終方入藥内不用久煎　京三稜　莪术炒　劉寄

奴　丹皮　熟地　蒲黃炒　當歸各錢[illegible]　川黃連五分薑汁

炒黑豆炒十粒　合一服生薑三片引溫服

荷葉散治產後潮熱或狂言叫呼奔走者乃敗血攻心

也宜用此方

乾荷葉　生地黄　牡丹皮各二錢　歸尾一錢　以上濃

煎再加蒲黄二錢畧炒入藥調服

産後潮熱腹内血塊疼痛脉数洪大者可用此方

當歸　赤芍　生地　丹皮　香附　熟大黄各一錢

血竭一錢五分　梔仁八分炒　蒲黄七分　紅花六分　没藥生泡　官桂

甘草各五分　合三貼乾薑五分引

産後血塊作痛臍下脹滿經血不行發熱體倦用此方

當歸一錢　白芍　血竭各八分　官桂　蒲黄炒　條芩各六分

延胡索酒炒一錢　合一服水煎入酒調服

回生丹方說

此方刊布多次然不及此論詳確果有起死回生之妙故重刻行世

柯集菴曰回生丹胎產之仙方也數年前有修合濟人者臨產服一丸其母不折不副無菑無害居然生子余同學馮禹琛誠心齋戒擇一淨室虔製六百餘丸蒙以十九見贈余歸里有生草者即與之服無不奏功癸丑冬鄰有難產者子死腹中急檢笥中尚存一丸送與之服死胎立下母命保全人咸驚異因發心齋戒擇室卜日修合一料博施濟衆迄今丙辰業已四載其間艱難諸症一丸立效但此方不知創自

何人徧閱方書多有之惟萬病回春內託云長葛孫奎臺經驗良方其中炮製湯引與余所傳者尚有缺略今特闡明詳述之方列於左圻副二字作劈裂看

回生丹方

錦紋大黄一觔切碎研為細末　蘇木三兩打碎用河水五碗煎汁三碗聽用　黑豆揀大的三升水浸取殼用絹袋盛之同豆煮熟去豆不用將豆殼晒乾同汁聽用　紅花三兩炒黄色八好酒四碗煎三五滾去渣存汁聽用　米醋九觔陳者佳

右將大黄末入淨鍋內下米醋三觔文武火熬之以長木柱不停手攪之成膏再加醋三觔如前熬之三

次将醋加畢然後加黑豆汁三碗再熬次下蘇木汁
及紅花汁待膏成用瓦盆盛之鍋粑亦鏟起入後藥
同磨　人參二兩　當歸一兩酒洗　真川芎一兩酒洗　香附一兩去毛醋炒
蒲黃一兩隔紙炒　延胡索一兩醋炒　川牛膝五錢酒洗　蒼术一兩米泔浸炒
白茯苓一兩　桃仁一兩去皮尖油　甘草五錢炙　地榆五錢酒洗　川羌活
五錢　廣橘紅五錢　白芍五錢炒　木瓜三錢　青皮三錢麩炒　杭白术
三錢米泔漂炒　烏藥二兩去皮　廣木香四錢　良薑四錢　乳香二錢　沒藥二錢
益母草二兩　馬鞭草五錢　秋葵子三錢即向日葵花　熟地黃一兩酒蒸
如法　京三稜五錢醋浸紙裹火煨　五靈脂五錢醋煮紙裹火煨　山萸肉五錢酒浸

蒸擣爛入藥晒乾

右藥三十味併前黑豆殼共晒乾爲細末入石臼內下大黃膏捧匀再下煉熟冬蜜共擣千杵取起爲丸每丸重二錢七八分靜室陰乾不可日晒火烘乾後大約重二錢用蠟殼盛之封護丸藥可久留不壞用時去蠟殼看症照後開湯引調服

一臨產用人參湯服一丸則分娩全不費力如無人參用淡淡炒鹽湯調化服之

一凡胎已成子食母血血裹其子服此丹逐去敗血自然易生若橫生逆產者同治

一氣血兩虛力不能送以致難產者宜多用人參湯調服一丸

一或因母染重病或因抱重物傷胎或腹為物所觸致使子死腹中用車前子一錢煎湯調服一丸或二丸三丸無不下者

一因血下太早子死腹中用人參車前子各一錢煎湯調服一丸如無人參用陳酒少許煎車前子湯下之

一胞衣不下用炒鹽少許泡湯調服一丸或二丸三丸即下

一産後去血過多以致血暈用薄荷湯調服一丸即醒
以上六條乃臨産緊要關頭雖明醫不能措手稍有
餘貲者當須備之利己兼以濟人功德無量焉
一産後血暈起止不得眼見黑花皆由血氣未定奔走
五臟上衝於肝之所致用滾白水調服一丸即愈
一産後七日血氣未定因食物與血結聚胸中口乾心
悶煩燥用滾白水送下一丸愈
一産後虛羸音雷血入心肺熱入脾胃寒熱往來似瘧用
滾白水送下一丸愈切不可作瘧疾醫

一産後敗血走注五臟停留四肢遍身浮腫口渴惡寒
此乃血腫非水腫也用滾白水調服一丸自愈
一産後心中煩躁言語顛狂此血熱也非風邪也用滾
白水調服一丸貳二丸愈
一産後敗血流入心孔閉塞聲音用甘菊花三分桔梗三分
煎湯調服一丸愈
一産後月内悞食寒酸堅硬之物與血相搏流入大腸
不能尅化瀉痢膿血用山楂煎湯調服一丸愈
一産時百節開張血入經絡停留日久以致遍身虛脹　五十

酸痛非湿也用蘇梗三分煎湯調服一丸愈

一產後月内飲食或不應時事務或動怒氣以致餘血流入小腸閉却水道小便澀結瘀血似雞肝用木通四分煎湯調服一丸又或流入大腸閉却肛門大便澀結便下瘀血如雞肝色者用廣陳皮三分煎湯調服一丸愈

一產後惡露未淨飲食寒熱失調以致崩漏形色如肝潮熱煩悶背膊拘緊用白术三分廣陳皮二分煎湯調服一丸愈

一產後血停於脾胃脹滿嘔吐非翻胃也用陳皮煎湯
調服一丸愈
一產後敗血入五臟六腑徧走四肢面黄口渴鼻中流
血遍身斑點危症也陳酒化服一丸
一產後小便澁大便閉乍寒乍熱如醉如痴用滚白水
調服一丸愈
以上十三條皆產後敗血爲害服此丹最有奇效至
產後一切異症人所未經醫所不識但服此丹無不
立效一丸不應二丸三丸必效無疑臨蓐常服能壯

氣血養胞胎室女經閉月水不調諸症並效

難產八因

一因安逸婦人懷胎血以養之氣以護之宜時常行動令血氣周流胞胎活動若久坐久卧血凝氣滯致令難產貧家勞苦之婦其產甚易可驗也

一因食味過厚胎之肥瘦母子相通過於厚味以致胎肥難產試看糟糠之婦其產甚易故孕婦飲食最要調攝只宜白飯青蔬間食雞子豬肉可耳

一因縱慾古者婦人有孕居側室不同夫寢若有孕而

縱慾三月以前常致動胎小產三月以後犯之則胎衣厚而難破致令生產遲滯且兒身又多白濁生瘡作毒出痘不順遂致夭亡此皆由父母慾火所結不可不慎

一因疑懼婦人有孕不講生產之理或問之於卜筮或禱之於鬼神或聞鄰里有厄於產者則心疑疑則懼懼則氣怯氣怯則精神潰散故亦難產

一因軟怯少婦初產神氣怯弱腹痛不忍便腰曲背弓轉展身側令兒不得其正以致橫生若痛急時用一

有力婦人在後緊抱無令產婦曲腰弓背庶免橫生之患

一因虛弱中年婦人生育過多血氣衰弱產則艱難胎前宜多服安胎和氣飲補氣補血之藥調理康健則臨產自保無虞矣

一因愴惶急迫將產之際有等愚蠢收生婆不審其胞衣已破未破見腹痛甚便令努力產婦聽從以致逼迫橫生

一因虛乏用力太早及兒欲出母力又乏致令停住速

服人參接力即下

以上八條皆人所自取非干天災是以諄諄詳言之者無非勸人平日對妻妾講談以令預知不犯

崔行功曰婦人產厄多是富貴之家人事擾攘以致產婦驚亂房内只用能事者三四人間人屏去更爛煮壯雞汁及粳米粥蓋雞汁性滑不食肉恐難化也凡食米粥不可太飽飽則兒身難轉也

山東兗州鉅野張世瑢方水氏施送黑神丸諸引弁言

黑神丸一名烏金丸催生胎前產後之要藥也吾鄉

前輩

長翁李先生常施此数十年不倦爲引四十有奇先生所手定者與他本特異按症投之無不立驗自先生歸道山余繼而蓄之而求引者必於先生之家蓋不勝煩因抄原本付諸梓以廣之俾便於檢閱庶先生不倦之意無遏佚也

此張方水先生刊布之原方也今重刻行世

黑神九

當歸一两酒洗　木香一錢　天麻二錢煨透者佳　明京墨三錢或一飛錠陳者佳　蘿麵五錢　白草霜五錢用村戶人家者佳　赤飛金一百帖每丸用二帖為衣

右各爲細末清水爲丸分爲四十九粒每用二丸爲一服用磁器内研碎照引調服愼不見火

胎前

一婦人久不結胎盖婦人以血爲本血衰氣壯定無妊娠血壯氣衰應有子息夫所謂耳得血而能聽目得血而能視手得血而能持足得血而能行臟腑得血而能育此乃傳化也然結胎先須養血用四物湯下

一下淋或赤或白或紅血此病皆因誤食生冷肥膩之物臟腑十四節疾痛狀寒增熱口苦舌乾吞酸嘔吐

腰胯急強肢體生癍小便赤色飲水腸痛血盡墮胎不安用四物加艾葉七片煎湯下

一傷寒壯寒增熱者傷寒熱毒之氣受於臟腑百節疼痛引同前

一帶下帶有五色皆因風寒氣觸所傷或因飲食不調小腸痛腰胯腫四肢無力敗血流散致生此疾四物湯下

一咳嗽上喘者未產之時寒熱不均口渴飲水冷熱不調以致此疾其胎不安熱壅而寒生遍身浮腫或蛇

退燒灰黃酒下或人參湯下

一血崩不止崩有五色乃五臟之失因風冷寒熱所傷月候不正或側身上床扭背子宮或早起不避邪風侵入五臟故生此疾黃酒送下後用紅黏穀米補之

一六七個月無故下露者名曰漏胎用秦艽四物湯下

臨產

一臨產之時坐卧務要平正其身不得偃屈勿令喧嚷驚動產母迴轉不順須用二人扶持正直端坐分娩畢靠軟物仰卧高枕床頭厚着裀褥遮障賊風一月

内勿食辛酸止食淡白粥忌喜怒哀樂百日之後血氣平復纔食滋味如誤犯童便當歸酒送下

一催生用童便一小鍾黃酒一茶鍾送下或滚白水送下只用一丸如遇横生逆生難產再服一丸胎即順下矣或用榆白皮炒黃為細末蚕連一副燒灰黃酒送下經驗多人 蚕連即出過小蚕之空殼蚕子是也 蚕子原生在紙上一張紙為一副

產後

一胎傷腹中此病因母患熱疾臟腑煩燥蒸煮其胎致傷腹中小兒寒熱不均子室傷殘胎逆墮下四肢逆

冷爪甲青黑口角出沫用蛇退皮燒灰黃酒送下

一產後腸出不收用枳殼二兩去穰煎湯溫浸良久即收上

一胎衣不下因敗血走流衣胞脹滿致令胎衣不下急去其敗血胎胞自下引用榆白皮焙黃為細末蚕連一副燒灰黃酒下如無榆皮蚕連用黃酒一茶鐘童便一小鐘送下服藥時用帶子縊緊臍上不則敗血攻心如口出沫指甲青者不治

一眼前黑花反血暈（音運）因產後一二日血氣未定敗血瞭然

崔氏　女科　黑神丸

五十四六

走流於五臟奔入肝經遂致頭旋眼見黑花若作暗風治誤矣或童便下或紅花榆皮煎湯下

一發熱發渴乃產後虛弱血氣未定或食熱麵與血相反積在心頭致令煩燥口乾用醋一酒鍾紅花八分水一茶鍾同煎送下

一乍寒乍熱乃產後血氣大虛敗血走流未定脾胃受之即生此症頭痛口乾用童便煎熱送下

一浮腫因敗血流轉於臟腑傳滿四肢留滯日久四肢水冷面目黃腫上氣喘息小便赤澁煩渴寒熱不均

用瞿麦併根煎湯下或扁竹子湯下

一不語者人心有三毛七孔敗血衝之致令不語豆淋酒下或童便下

一言語顛狂見神見鬼因產後氣虛血弱血隨氣生攻於心不能受觸被敗血蒸蒸故生此症用童便一茶鍾半黃酒一酒鍾煎至七分熱調服

一臍腹疼痛作雷鳴便下血痢及米穀不消等症因產未滿月誤食生冷粘滑之物或飲冷水流入大腸或作痛或雷鳴或下痢或瀉或米穀不化用米飯一匙

加胡桃仁去皮尖七個古銅錢七個水一茶鍾煎湯下如
米穀不消者專用蘿蔔湯下
一腰腿百骨疼痛因產後百骨開張血脉流轉隨風亂
傳于四肢致令百骨酸痛腰背不能轉側手足不能
動搖初時壯寒增熱名曰蓐風用大銅一塊燒紅浸
酒下須滾熱服之汗出即愈
一大小便秘澁此名血結用通草紅花煎湯下或桑白
皮煎湯下
一脹悶不通乍寒乍熱乃產後血氣大虛誤食生冷熱

麵結聚成塊發作衝心咳嗽氣短寒熱不均心悶口乾腰膊煩倦夜夢多驚體虛無力時時虛腫盜汗頭出月信不通臍下結痛面黃腮赤名曰血瘕用通草木通煎湯下

一心腹膨脹惡心嘔吐不止因敗血衝入脾胃氣不通和遂生此症用製半夏一錢研爛生薑五片水二茶鍾煎至八分溫服忌生冷魚腥之物若止膨脹痛用黃酒二小鍾童便一茶鍾煎服或小茴香一錢半紅花五分水一茶鍾煎服

一口鼻起熱氣及鼻衄者陽明經脉之海起于鼻交額中出挾口交人中左之右右之左產後氣血消散榮衛不理散亂于諸經却不得會故口鼻起熱氣鼻衄流血此惟虛弱是生此疾其病難治名曰胃絕肺敗用桑條皮湯下

一氣喘喉中如猫聲所謂肺者血也胃者氣也榮衛行氣肺相隨上下謂之榮衛不和敗氣衝入心氣他無所至獨會聚于肺中也此爲孤陽絕陰難治其惡露不快敗血停上衝于肺中故令喘息桑白皮湯下

一遍身生瘕因敗血走流于腹中停于臟腑積滿停于
脾胃散于四肢敗血成瘕此症難治用荆芥穗湯下
一中風發搐因五六日強力下床或月內故傷産室或
因氣怒憂思傷中和之氣或傷臟腑得病之始眼澁
口禁肌肉運動以致腰背脊筋急強用黄酒一大碗
小黑豆皮一撮煎二三滚去渣入藥服勿令見風
一血崩因未滿月之時誤食酸辛之物或因食酒麪過
多以致內傷血崩或因酸鹹不節氣衰血弱變色不
正頭痛口乾心煩恍惚赤白帶下滿腹疼痛肝經受

病漸漸黄瘦黄酒送下後用小黄米湯補之
一手足不遂言語不得因身虚勞傷骨節毛孔開張便或
単衣睡卧邪風易入毛孔以致此病豆淋酒下
一臍下冷痛两脚刺痛因敗血積聚臓腑誤食生冷硬
粘之物冷氣攻於心胸良久不甦胸膈膨脹臍腹冷
痛坐卧不安用瞿麥連根黄酒一大鍾煎湯下
一寒戦咬牙不甦因敗血流于五臓傳于脾胃脾胃不
受故生此症難治用童便下心腹脹滿身體沉重四
肢盗汗無脈之因敗血流入脾胃脹滿傳于臓腑不以身

受身體沉重難以屈伸者難治用扁竹子煎湯下
體沉重難以屈伸者難治用扁竹子煎湯下

一血脉不通及乾血氣因產未滿月敗血走流未定或憂怒怨泣食寒熱與血相反積聚不散敗血成塊日久不瘥漸漸黃瘦故令血脉不通四肢無力口苦舌乾名曰乾血氣藕木紅花煎湯下

一寒戰咬牙咳嗽吐濃自汗腰膀疼痛因血氣虛浮積聚臟腑停留日久不瘥臍腹冷痛血流入肝經先戰後熱盜汗頻出口苦舌乾煩燥悶亂咳嗽吐濃血腰膀疼痛起坐不安腹脹不寧喉中聲啞鳴如拽鋸不

止用桑白皮五錢水二鍾煎湯下

一心腹脹痛筋刺痛氣喘因敗血未定走流四肢或冷水衝心肺胃腸疼痛咳嗽喘息汗出如油手足不定用通草醋水煎湯下或桑白皮煎湯下

一腹內有塊疼痛因血氣未定或食熱麵或宿冷處或食生冷粘滑之物積聚成塊用當歸浸藥酒下或石竹根煎湯下或黃酒一小鍾童便一茶鍾煎服

一黃腫頭疼四肢沉重口苦舌乾因產後誤食腥物敗血流於四肢乃有此症用當歸荊芥穗槐角子煎湯

下或咒棘針紅花煎湯下如頭痛發熱紅花五分小
茴香一錢水一鍾半煎湯下
一心腹痞悶疼痛不止因產後未得復元或食熱硬之
物積在心胸以致痞悶心腹刺痛不止四肢難抬用
小茴香紅花煎湯下
一唇青身涼不甦因氣血太虛氣不能升故生此症用
當歸一錢人參三分煎湯下
一小產心慌發熱黃酒一小鍾童便一茶鍾煎服如肚
腹疼痛及冷痛者石竹花根一撮黃酒一茶鍾半煎、

瞭然集　女科　黑神丸

湯下

一產婦應忌之物產後須要自慎一切寒熱生冷粘滑油膩辛酸難尅化之物誤食必成大患或乾血不通或血成積塊或食蕎麪令人眼暗食諸菓令人心痛誤犯者用紅花黃酒下

一服此丸用藥引子凡遇惡心俱用製過半夏同生薑煎湯爲引凡遇心慌俱用黃酒童便送下

附婦女經病諸引列後

一月餘經脉不止用黃酒一大碗小黑豆皮一抄煎

三滾去渣服

一兩月餘經脉不行用紅花八分醋半鍾同水煎三滾去渣服

一三日血止惡心米穀不消用製過半夏一錢半水二鍾煎去渣服

一婦人久無子息蓋因血氣不和有因風寒暑熱臟腑虛弱積於經絡浸於丹田則經水不均或多或少小腸冷痛肌膚黃腫面色無光子宮寒冷致令不孕三十六種冷病皆由血氣不和冷熱不調客於經絡故

不成胎用乳香當歸湯下不思飲食四物加通草煎

湯下

一室女天水不通腹内有塊乍寒乍熱室女天水至不可觸犯或食熱甚冷水粘滑之物積聚血塊羸瘦氣喘黄腫不思飲食名爲血癥初時遇食硬物便愁苦二三次心中痞悶形如鬼胎久而不治遂成乾血勞用沒藥血竭酒下或血見愁酒下或紅花酒下或川山甲酒下

一室女好食酸味泥土乾血氣此症因失保養食冷飯

過多日久，致令月信不行，月水或味如酒淋，或赤白帶下，或過月不行，或飲食不節，或食冷麵冷水益添

此病結聚成塊者，引同前。

調經種子胎前產後保坤勝金丹（一名女金丹，一名濟陰丹，一名保坤丸）

揀淨香附（童便浸十日，每日換童便二次，清水淘淨，晒乾，好酒炒黃色，搗碎研成細末，用八兩）

桂心（五錢） 人參 當歸 白朮 白芍 白薇 白芷

茯苓 丹皮 川芎 藁本 沒藥 甘草 玄胡

索 赤石脂（火煅醋淬七次） 以上各一兩。除沒藥、赤石脂、香

附、人參四味外，其十二味俱用酒拌悶一刻，晒乾，同共

十四味磨為細末人參另為細末連前香附末共十
六味合一處調勻煉白蜜為丸每丸重二錢硃砂末
用水飛過為衣照
飛過為衣照引用

一婦人不受孕者滾湯調服一丸服至一月必然有孕

一受孕後連服不斷保婦安胎至足月分娩無憂

一臨產開水調服一丸助精神壯氣力分娩自然順利
有餘之家用人參一錢煎湯送下

一既產畢用童便好黃酒調服一丸神清体健無血崩
之患

一血崩者童便和滚水調服一丸至二三丸全愈矣

一血暈者川芎三錢當歸五錢煎湯調服一二丸即醒

一兒枕痛者山楂三錢煎湯和沙糖調服一丸至二三丸即愈

一胞衣不下乾薑炒黑煎湯調服一二丸即下

一嘔吐者淡薑湯調服一二丸即止

一胎至三四月不安而欲墜者滚湯調服一丸睡半日其胎即安

益母丸方

川芎六錢　當歸七錢　白芍三錢　熟地六錢　阿膠一錢　陳皮一錢連白用

香附五錢四製　木香二錢　共為末每末一兩配益母草末

二兩和勻煉蜜為丸每丸重一錢二分各照引用

一安胎黄芩白朮煎湯化下

一胎被觸犯致腹内小兒縮下小腹用地肥珠十二隻

同黄酒擂爛入丸服　地肥珠即花盆下或石板下有潮湿處所生小虫

腹下多脚灰黑色若見人動即作一團圓如珠如豆

豆大故名地肥珠如人不動此即刻放開走去

一胎前肚腹刺痛不安秦艽當歸煎湯下

一胎前産後臍腹作痛或寒熱往來温米湯化服

一橫生不順反死胎經日不下心悶心痛炒塩湯下

一產後中風牙關緊急半身不遂失音不語童便老酒化下

一產後氣喘咳嗽胸膈不利惡心嘔吐酸水面目浮腫兩脇疼痛舉步少力俱用黃酒下

一產後兩太陽疼打哈心攻氣短肌體羸瘦不思飲食傷風身熱手足頑麻百節酸痛溫米湯下

一產後眼目黑暗血暈血熱口渴煩悶如見鬼神狂言不省人事薄荷湯對童便老酒下

一產後面垢顏赤五心煩熱或結成血塊臍腹遶痛時發寒熱出冷汗童便和酒下或薄荷湯下

一產後惡露未盡結滯腹痛惡血上沖心胸滿悶酒和童便下

一產後痢疾米湯下

一產後大小便不通煩燥口苦薄荷湯下

一產後赤白帶下阿膠蘄艾煎湯下

一產後鼻衄口渴舌黑童便和酒下

一產後血崩糯米湯下

一產後漏血棗子湯下

一產後勒乳疼痛紅腫將成癰者不必服藥將丸敷一宿即消

婦女雜症

脇肋痛　凡男子婦女脇痛者急宜治之久則癆怯之基也

經云有所墮墜悶抑則惡血留於內有所大怒氣逆而不行於脇則傷肝肝膽之經俱行於脇下經屬厥陰少陽宜以柴胡為引用為君以當歸和血脉又急者痛也甘草緩其急亦能生新血陽生陰長故也為

芎川山甲瓜蔞根桃仁紅花破血行血為之佐大黄酒製以盪滌敗血為之使氣味和合氣血各有所帰痛自去矣　婦人兩脇脹痛或因感冒寒熱未經發散或怒動肝火則氣血不調邪正交爭血氣相搏故令兩脇痛也　東垣先生云胸脇痛作舌乾口苦寒熱往來或發嘔吐四肢滿脹二便燥澀或腹中急痛此肝木之妄行也用小柴胡湯加芎歸山梔仁或肝火鬱怒消遥散倍山梔加黄栢若體虛氣弱者夕服歸脾湯朝服消遥散若陰虛火動六味丸加減服臨

證再以製方可耳

朝服加味消遙散

當歸　生地　山梔仁　丹皮　北柴胡　茯苓

漂白术　白芍　廣陳皮　條甘草　知母　厚黄

柏　合三四貼乾薑爲引熱服

夕服歸脾湯

人參　茯神　黄芪　酸棗仁　白术　木香　甘

草　龍眼肉　右合晚服

治女人骨蒸虚潮　日晡夜潮初服方

當歸一錢二分 桔梗八分 白芍一錢 生地一錢二分 地骨皮一錢 條芩一錢醋炒 香附一錢醋炒 知母八分水炒 鹽茯苓一錢 麥冬八分 川黃連三分炒 前胡一錢 甘草四分 依分均合淡竹葉為引

治骨蒸潮熱二服方

黃芪一錢二分蜜水炒 茯苓一錢 當歸一錢 杭白芍一錢炒 青小草一錢 地骨皮一錢 生地一錢 何首烏一錢 廣陳皮八分 麥冬一錢 胡黃連三分 揀人參五分 甘草三分 依分稱過砲圓二個為引濃煎溫服

治女人心中潮熱或悶燥潮或虛煩口渴及泄瀉此方俱效若潮熱退清後服補心丹

茯神一錢 山藥一錢 麥冬八分去心 生地一錢二分 五味子五分 黃栢八分蜜水炒 知母七分蜜水炒 當歸一錢 澤瀉八分 何首烏一錢 香附六分童便炒 甘草三分 合五服 燈心引 半下午服

加減補心丹 服過前方病勢已除用此方扶元

茯神一錢 遠志八分 山藥一錢 麥冬一錢 當歸一錢 川芎八分 白芍八分 熟地一錢 丹參一錢 何首烏一錢 石斛一錢 五味子五分 甘草三分 均合十劑 蓮子十箇引 下半午服

積聚癥瘕辨論

癥者堅也言其病形可徵驗也推之不能移也瘕者

假也假物成形其結聚如覆杯如蝦蟇或如猪腰者推之皆能動也血癥成塊堅而不移血瘕成塊推即移動若夫症與痃癖痛即現不痛即隱在臍左右為痃在兩脇間為癖在小腹及腰脇為症恐業醫者難以分辨故敘而條析之五積者心肺肝脾腎也五臟俱有積而女子肝積每多夫女子以血為主經血不行多因七情鬱結則成癥瘕肝積之病治法必以解鬱散結行血順氣為主初宜破血通經之藥以攻其積積去則用養榮湯以繼之此王道之醫也肝之積

在左令人咳嗽發熱不寒瘖聲似瘧肺之積在右有寒有熱不速治十有九死如初起係有餘之症好治至日久病虛則難醫也庸醫不識症以為血熱則暢血冷則凝專用歸芎四物補之獨不思補藥能行血乎余每見用補藥者補成癰疾即有盧扁未如之何如或不能辨別其症莫如不下藥為是而操醫者必須細察病之根源用藥萬不可執泥已見悞人性命特錄此案以為庸醫者戒

肝積方 曰肥氣在左邊脇肋如覆杯有頭足能動令人發熱咳嗽瘖瘧宜速治之緩則不救

厚朴五錢薑汁炒 川黃連七錢薑炒 柴胡二兩 巴豆肉五分霜擂去油 川

花椒四錢去核 揀 川烏一錢二分炮去皮 乾薑五錢炒黑 茯苓一錢五分 皂

角刺一錢五分 廣木香二錢 海昆布一錢五分 人參二錢 甘草三分

右共為末淡柴胡湯送下每服三錢忌生冷大葷氣

惱

肺積方

曰息賁在右脇覆如大杯令人寒熱咳嗽宜速治之

厚朴八錢薑汁炒 川黃連一兩三錢乾薑泡炒 同 川花椒一錢五分去子炒

茯苓三錢 紫菀一錢五分 厚肉桂一錢 川烏一錢薑製衣 京三稜一錢 白

豆蔻一錢 桔梗一錢 廣陳皮一錢 天門冬一錢 巴豆四分去油 青皮

四分好人參二錢共為末淡薑湯送下每服三錢忌生冷熱物氣惱大葷

琥珀丸 治婦人癥瘕積聚經驗效方

琥珀二錢研碎 白芍一兩五錢 紅花一兩五錢 川牛膝一兩五錢 廣木香五錢 真阿魏五錢醋浸半日 莪朮一兩醋浸半日 全當歸二兩酒洗 香附二兩童便浸二日去毛 川厚朴一兩薑汁炒 桃仁一兩五錢 川烏一兩童便浸一日 鱉甲一兩五錢醋浸炙 澤蘭葉一兩 共為細末炒米粉合醋打糊和丸如黃豆大每服三錢清晨空心用酒吞下

血竭散 療婦人血瘕作痛臍下脹滿經水不行發熱體倦等症

血竭二錢　芍藥炒八分　桂心五分　當歸八分　蒲黃炒六分　枳殼六分

延胡索炒八分　香附醋炒八分　共為細末每空心服三錢淡酒送下

桃奴散　治血積癥瘕及經水停滯不通腹中淤血

桃奴即結成桃子不成熟者十個炒去核　鼠糞炒一兩　延胡索一兩　肉桂五錢

五靈脂一兩製　香附便炒二兩　童砂仁去殼五錢　桃仁炒五錢　共為細末每服三錢酒調下

川山甲散　療婦人癥瘕心腹疼痛四肢困頓發熱瘦弱

川山甲炒一兩　鱉甲醋炒一兩　赤芍藥酒炒一兩　延胡索酒炒五錢　真

川芎一兩五錢　乾漆五錢炒烟盡　大黄五錢炒　桂心五錢　當歸身一兩五錢　芫花一兩五錢醋炒　麝香二錢五分另研　共為細末入射香和勻每早晨服一錢用熱酒調下忌葷滯氣惱

治血癥血瘕鼓腫方

荊三稜十觔去毛用井水三十觔煮透熟取出搗爛去滓仍用原汁再煎如稠糖一樣取出用瓦器盛之每日黄酒送下一七之內有效每喫時約一碗光景

痃癖疝三症乃小腸膀胱經絡與偏墜疝氣治同方列內科疝氣門

心脾腎三經之積方列内科五積門
婦人癥瘕之一症脉見實大者易治脉如沉小者難
醫

血崩論

經云陰虛陽摶謂之崩又云陽絡傷則血外溢陰絡傷則血内溢又云脾統血肝藏血其爲病因脾胃虛不能攝血歸源或肝經有風血得風而妄行或因肝經有火血得熱而下走或怒動肝火血熱而沸騰或因脾家鬱結而血不歸經或因悲恐太過胞絡受傷

而下崩丹溪云涎鬱胸中清氣不升故經脉壅遏而降下空開胸膈濁涎則清氣升清氣既升則血自歸源不崩矣崩症不一或腹滿如孕或臍腹疼痛或血結成片或出則快爽止則悶痛或下黄水或下純白或下黑色紫色鮮紅色者凡崩症以開結行滞氣解鬱消污血爲主此乃治療之綱領也今列諸症經絡虚實條辨分明方載於左

血崩症方　初起

全當歸一錢二分　白芍一錢酒炒　川芎八分　生地一錢二分　羌活一錢　舊

枳殼一錢炒荊芥一錢五分蘇梗一錢二分香附一錢醋炒吳茱萸八分炒甘草三分合三劑煨薑艾葉引再加杏核末三錢同藥服亦好

肝經風熱崩症腹中作痛成血塊者此方治之

全當歸　川芎　白芍　生地　蘇梗　枳殼　荊芥穗　玄胡索　丹皮　條芩　紫草五分紅花五分甘草　合三五服柏葉為引

肝經怒鬱崩症瘀血成塊肚腹疼痛下血不止者此方治之

當歸　芍藥　香附　生地　紅花五分阿膠一錢黃炒蒲

川連五分 枳殼八分 柴胡 知母一錢鹽水炒 荊芥穗 甘草

五靈脂 莪朮五分醋炒 合五服 艾葉柄葉全引

脾胃鬱結崩症小腹疼痛痰涎膠粘手足酸麻此方治之

茯苓 陳皮 半夏 砂仁 荊芥 香附 當歸

赤芍 蒼朮 梔仁炒黑 山楂 川黃連五分薑汁炒 川鬱

全甘草 合三五服薑一片竹瀝全引

脾胃虛弱者崩症手足發酸痰涎吐沫腹脹氣悶此方治之

茯苓 陳皮 砂仁 白朮 半夏 當歸 川芎

柴胡 白芍 黃芪 甘草 人參 合五劑乾薑

紅棗全引

脾胃虛陷者崩症 純下白帶血下淡水精神困頓飲食無味此方治之

人參　黄芪　白术　當歸　茯神　白芍　麦冬

砂仁　鹿茸　阿膠　柴胡　升麻　甘草　合五

劑煨姜二片大棗一枚全引

崩症不止血下紫黑色

當歸　川芎　生地　川續斷　枯黄芩　澤蘭葉

地榆　小薊根　伏龍肝　阿膠　青竹茹　甘草

右合二三貼薑引熱服

崩症

婦人年踰五十經行不止必成崩病經行不止作敗血論也此方止血行血之良劑也

茜草一兩　阿膠五錢蒲黃炒　懷生地一兩　條黃芩五錢酒炒　扁栢葉五錢炒黃色　小兒胎髮一撮燒灰或童子髮亦可另包生泡　右五味分作六服水一鍾半煎至一鍾薑引復渣煎六分其髮灰另包不用煎每次調入熟藥碗中用三分

止崩丸藥方

當歸　川芎　生地　赤石脂　牡礪　地榆　扁栢葉　續斷各一兩　阿膠　龜甲　鱉甲二味用猪油酥　鹿茸油酥　禹糧石　甘草各五錢　各製爲末用陳米醋及淡

黄酒米糊為丸每服三四錢滚白水送下

血崩單驗方

服此方後隨即服加減消遙散甚效

貫衆三錢切片 紅花一錢 將二味煎半碗臨喫加入淡黄

酒調服即愈

加味消遙散治崩症

全當歸一錢 生地一錢二分 芍藥一錢酒炒 牡丹皮八分 赤茯苓一錢

北柴胡八分 陳皮八分 白朮一錢土炒 梔仁六分炒黑 知母八分 阿膠

一錢蒲黄炒 真川芎八分 甘草四分 合三劑乾薑五分為引

如血熱加荊芥八分 煩燥加川黄連五分

十灰丸 治血崩下血不止紅見黑即止

錦灰 黄絹灰 馬尾灰 艾葉灰 蓮房灰 油髮灰 棕櫚灰 藕節灰 蒲黄灰 赤松皮灰

右研勻為末用醋煮糯米和為丸如梧子大每服五十丸漸加至百丸空心米飲湯送下

十灰散 治崩症下血不止

錦灰 椶櫚灰 木賊灰 扁栢葉灰 艾葉灰 乾漆灰 血餘灰 當歸灰 鯽魚鱗灰 鯉魚鱗灰 已上逐味存性各等分為細末另加麝香末一

分共研令勻每服二錢空心溫黃酒調服

五灰散 治血崩甚效

棕灰 紅陳漆灰 匏殼灰 地榆灰 木耳灰等分

存性研勻用好陳黃酒送下三錢立即愈

崩症單方

刺蝟草又名花藍草又名毛刺角高一二尺形似芥菜葉梗滿身上下俱有毛刺頂上開一紫花

採鮮者連根搗爛取汁半飯碗重湯煮滾空心服下開水淨口一服即止

又方

用荷葉數片濃煎一碗空心服立愈

又方

山石榴花一名映山紅一名春鵑取末煎水服三五次愈隨後用舊爛棕衣燒灰調好黃酒每日喫三次全愈

又方治血如泉湧不止反發熱者

棉花子取末銅鍋內炒盡烟為末每清晨服三錢酒送下

赤白帶下

當歸一錢 川芎八分 白芍一錢炒 熟地一錢 香附一錢 艾葉八分醋炒

阿膠一錢蒲黄炒 鹿角膠一錢 栢子仁去油一錢 扁栢葉炒五分 條
黄芩酒炒八分 地榆一錢 甘草三分 合五劑生薑二片引

白帶下

當歸 川芎 白芍 生地 白朮 茯苓 陳皮
半夏 黄栢 牡蠣 荊芥 蒼朮 乾薑 甘草
右合五劑大棗二枚引

紅丸子 治赤白帶

用血餘燒灰存性為細末杵飯粒為丸如黄豆大硃
砂為衣每一歲一丸一服立效白帶白酒娘送下出

汗紅崩燒酒送下

白帶丸 效方

香附酒炒一兩 白扁豆酒洗一兩 小茴香酒炒五錢 硫黄五錢 甘草二錢

右爲細末用雞蛋黄量入米飲湯和丸每服七十丸

每早晨黄酒送下

又方

千年古石灰遠年磚墻土墻石灰刮去泥土古壙舊船的亦好窨灰不可用爲細末

麵糊爲丸如菉豆大每早空心好黄酒送下一錢五分服五七次除根

治白帶方

白鷄冠花取來同猪前蹄一對仝煨爛不可下鹽淡喫去雞冠花將猪蹄連湯淡喫即愈

又方

水面新出小荷葉取來晒乾爲細末酒下三錢

久帶虛寒

用黄荆子炒酒吞下三錢

小便閉結不通

赤茯苓一錢二分　白朮土炒一錢　猪苓一錢五分　滑石製一錢　官桂五分

車前子炒一錢 川連炒三分 連翹一錢 甘草八分 合一劑竹葉引 暑天加香茹海金沙去官桂 冬天加升麻枳殼

冬季小便不通

取生葱一握熨臍立通

夏季小便不通

螺螄多取末煎水服即通

大便閉結不通

全當歸三錢五分 梔仁一錢八分去殼炒 赤芍一錢八分 金銀花一錢八分

去梗葉　將回味攛過白水二鍾不用火煎溫服

大便常閉結方　名活血潤腸丸

當歸二兩酒洗　生地一兩　熟地一兩五錢　火麻仁一兩五錢擂碎　枳殼七錢

炒　杏仁五錢去皮尖炒　共為細末煉蜜成丸如梧子大每

早服六七十丸淡黃酒送下

小便不通丸藥

鉄上秀將刀刮下研為極細末用飯粒搗均作丸如

黃豆大只用一丸以涼水嚥吞頃刻之間溺下如注

立通解矣

陰挺下脫

荊芥穗臭椿樹皮藿香三味煎水燻洗即收

又方

蛇床子五兩烏梅二十七個二味以水五碗煮至三碗溫熱

日洗三五次愈

陰痒洗方　婦人陰痒不敢告人甚苦用此方洗最效

蛇床子吳茱萸苦參三味等分煎水洗勤洗數次愈

不溺　此婦女出外之良方也

婦女至親戚人家赴席生白菓七枚食之終日不溺

婦人乳病

有孕者名内吹 有兒喫乳者名外吹 皆因寒邪入於乳房故作紅腫疼痛寒熱往來急早醫治攻散其毒庶保無虞若至潰爛出膿則費醫力矣

乳病發散表藥方 初起宜表散寒邪為主

防風一錢 羌活一錢 川芎一錢 細辛五分 陳皮一錢 紫蘇一錢 赤芍一錢 銀花一錢 連翹八分 天麻一錢 半夏五分 甘草五分 合一劑生薑二片引熱服出微汗愈 内吹去半夏加荊芥一錢

內外吹乳癰效方 初起如服前方不愈者此方主之

防風一錢 王不留行一錢 淮木通一錢 金銀花二錢 陳皮一錢 川貝母一錢五分另炮為末生泡 當歸二錢 茯苓一錢 合一劑水二鍾煎八分 藥渣搗爛敷乳上

乳房痛

夏枯草二錢 當歸一錢五分 桔梗一錢 荊芥一錢 甘草五分 川貝母一錢五分為末生泡入藥 合一服用生酒井泉水同煎服 藥渣敷患處即愈

乳岩乳癰乳腫內吹外吹

蒲公英五錢草河車三錢又名金線重楼鹿角霜三錢通草一錢金橘葉七片 酒煎服即散 一方加琉璃末一兩合前五味為丸可治年久乳核 一方治乳癰初起止用金橘葉七片黄酒二碗煎至一碗服即將小兒之尿納烘熱袱於乳上以自手揉之即散

乳中結核

用皂角子七粒酒吞一服即消或二服至重者三服全愈兼治諸腫毒亦效

乳癰驗方

舊琉璃炒黑爲末同紅棗肉搗爲丸如梧子大每服

三錢酒送下三服除根

又方

蒲公英五錢金銀花五錢老酒二碗煎服即愈重者

兩服全愈

又方

陳絲瓜殼取來燒灰存性爲末調滚白水服即内消

治乳癰及吹乳痛不可忍者效方

螃蟹一個燒過存性爲末空心調黄酒服立愈

内外吹第一驗方

鹿角磨黄酒服之愈　一方鹿角末三錢炒黄色研

令極細用好老酒冲服立愈

又方

山楂帶核焙乾研末一两　沙糖二两調蒸熟服至重者三服全愈

乳岩乳癰未成即散

用瓜蔞殼一箇燒灰存性研末老酒送下即散如已

成癰潰後不收口者即用後方

乳癰敷藥

生芝蔴用一盞研爛如泥仝公猪膽二箇調搽立合

瘡口

催乳方

當歸　生黃芪　通草各二錢　瞿麥　穿山甲炒研末各一錢五分　王不留行一錢二分　木通一錢　雄猪七星蹄酒煮連湯飲乳即來

又方

王不留行三錢　穿山甲土炒二錢　當歸二錢　天花粉二錢　甘草三錢

右合研為末每服二錢猪蹄煮爛用湯送下

乳汁不通

猪前蹄三四隻蹄上有七星者和細木通五錢石膏五錢煮熟食蹄與湯即通

婦人無乳神效下乳方

當歸一錢五分　川芎一錢　生熟地黄　白芍　王不留行

杭麥冬　天花粉各一錢五分　穿山甲炒　升麻　桔梗各一錢　乳香一錢研細　前藥煎熟了入乳香仝服　每服用井水鍾半煎七分去渣入童便一盞和服乳汁即通

瞭然集女科卷之一終

滋善堂瞭然集幼科卷之二目録

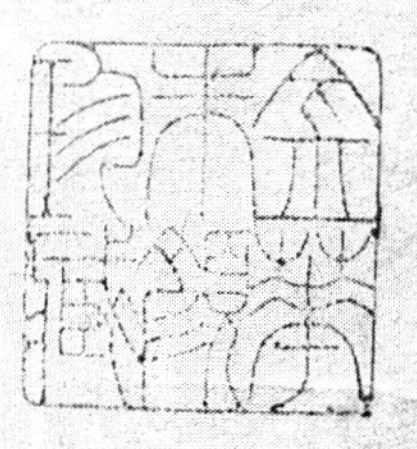

臍風症二十二條

臍風諸方

胎熱

胎寒

胎怯

蒸變

常用屢效方二十一條

急慢驚風總論

急驚風

疳積

乳積

食積

健脾丸

肥兒糕

八製六一散

走馬牙疳

乳哦

丹毒

生瘡類癬

滿頸紅泡瘡

腎囊諸方

脱肛

遺尿

止吐乳

止日啼

止夜啼

仙傳青竹妙膏方　諸般藥味實稱難

人中硼砂明見茶　紅絨燈心俱用灰

要緊京青京牛黃　金欖青果加腦射

喉痺見了笑一場　風火喉痛皆可用

舌下牙瘡不費難　在加笙炊效康誇

玉山道人方

滋善堂瞭然集幼科醫方 卷二

遼陽劉禮敬若思氏校輯

總論

夫人禀陰陽二氣。疾病生於三焦。然強壯易明。童稚難療。黄帝云。吾不能察其幼小者。爲別是一家調理耳。此不在黄帝内經之論也。又云。小兒如水上之泡。草上之露。以見用藥無令造次焉。爲小兒臟腑嬌脆。血氣薄弱。肌體不密。精神未備。故稱不易治也。初生曰嬰兒。三歲曰小兒。十歲曰童子。大小名異。不可一

概例視者必明消長之氣觀形察色辨死生審病患之淺深量氣體之虛實知藥性之寒溫乃一世之良工也

一初生搜口法　兒之生也父精母血而成嬰兒初出母胎若母不知搜口之法令兒多病而為胎毒瘡瘍惟將產之時先備下黃連甘草各一錢沸湯入硃砂少許候兒下地未啼時急用左手輕提兩足右手托兒肩膊待兒吐出口中血餅隨用綿包手指蘸甘草湯搜兒口中令淨能令兒不生驚疾後來出痘必稀

長大成人不生疾病此第一要訣也但此法兒生下
地要在啼聲未出之先急用軟帛或綿裹指將口中
血餅挖出再蘸甘草湯拭盡口中之血貴在神速啼
聲一出則嚥下矣

一斷臍法 小兒斷臍切忌用冷鐵刀器蓋兒氣脆薄
易引寒氣入腹令臟腑滑瀉多致生病用火炙剪刀
乘熱斷之如母咬亦可更就臍帶上用艾麥粒大炙
五七壯助煖氣入腹則臟腑堅固元氣充盈長大壽
長

一救下地眼開不啼法　兒生下地眼開不啼切不可即斷臍帶速將兒就放在熱湯桶内必須手攣使湯水不進兒口急用銅銚一個貯滾湯在内將胞衣挼滾湯中加生薑乾薑胡椒吳茱萸肉桂等味同煮爛熟煮胞時不常量加滾湯於兒桶内免其湯冷立刻熱氣入腹俟其出聲大叫方可用剪刀烘熱斷其臍帶要留六七寸許斷之用蔴線緊縛以枯礬末摻上着衣包好此良法也

一洗浴法　兒生三日洗浴先用虎骨一兩搥碎葱白

一九〇

連根用三莖水煎数沸去渣入猪膽汁一個於浴湯內攪勻溫熱得宜輕手遍身洗浴令兒肌膚通暢自後不生瘡疥無驚搐之患也　一法名五根湯洗浴

桃根　梆根　梅根　桑根　槐根　苦參　白芷

每味各一兩洗淨切碎用水煮去渣加猪胆汁一個候水溫洗浴放金銀銅器此法能辟惡邪之氣且長大不生瘡疥

一乳哺調護小兒固宜保護乳母先要將息氣脉和平為上蓋熱則生風冷則生氣況兒之初生肌膚嫩脆

如花蕋柔脆。腸胃微細。宜温。母乳按時哺兒。令饑不可令兒過飽。飽則易生吐瀉。切要調和五臟。襁褓衣絮宜時。莫令溼冷相侵。常以晒乾潔淨。若天氣和煖。令乳母抱兒於日中遊戲。受太陽真氣。使氣血流通。筋骨強勁。外邪不侵。常見富貴之家。愛惜太過。襲以綿衣。乳食傷飽。閉之帷幔。致兒受熱。多生疾病驚癇。若要保其生者。令乳母如法調護。或有感冒寒熱之疾。隨兒所感。即宜進藥調治。但襍投焉(無襍投)焉。要知母安則子安。調理乳母為先。

一小兒宜用老人舊裙舊袴改作衣服令兒有壽雖富
貴之家不可製綾羅錦綉毡絨之類小兒穿不惟生
病抑且折福

小兒延壽第一方　即用本小兒之臍帯俟其脫落貯
新瓦上炙乾存性放地上去火氣如臍重六分用硃
砂三分共為細末另用當歸生地各一錢煎湯調前
末如糊擦小兒口内上腭又擦乳母乳頭上要一日
令其服其服兒完次日解下大便許多如黑漆樣此其驗也
兒長大一生無瘡癤之患亦有不出痘者即出亦不

多矣。一方臍帶落下，掐去礬，安瓦上炙脆，烟止為度，研末，加飛過硃砂拌拌勻，放地上退火氣，另用甘草一錢，煎濃去渣，煎成膏，諒調臍帶服法，如同前方。如遇有梅蕊時，用一錢同煎膏更妙。

臍瘋論

嘗思臍瘋之號，豈無所謂者哉。夫人之有臍，猶菓之有蒂也。受傳母血，流布一身，未生之先，胎元毒熱，莫不由臍而得；當生之際，風邪寒濕，莫不由臍而入者也。由是觀之，始終受病在臍，瘋以臍名，信不誣矣。然而臍瘋一類形症数般勿載聖經惟憑師授即原四氣病本三因按步位而決死生須識陰陽順逆辨君臣而施丹藥尤詳攻解宣通貴得感受與情方展聖神妙用假如喋乳號啼乃是總關之症唇紅額赤須防後發之殃黯色更見鴉聲應知腎敗昏睡重逢魚口定是脾辜目腫青筋則肝臟之風熾舌膏鼻燥則心肺之火炎容慘而知寒犯噴嚏而識風傷臍腫濕侵腹膨毒壅一身熇灼貴表熱而攻解為宜二便閉難察裏實而流通何捷症分深淺三朝易而八日難

治有權衡。輕者點而重者灸。餘邪未靜。萬化堪投。惟夫上實下虛。陽微陰盛。目橫舌捲。口撮聲沉。得之者危。失之者順。最宜加意。實可寒心。又如鵝口牙疳。異名而同症。重舌木舌。一體而殊形。胎赤之外有胎黃。則心火與脾熱異。執焦嗁之外。有著噤則得生與得死分途。症有不同。治亦為異。隨機而莫窮。神化奏效而妙奪天功。寶守千金。珍行百世。主治諸症之方列於後。

一治噤乳號嗁。 臍瘋諸症。玄蘊莫窺。匪獨外感風邪。

實由内稟胎毒是以熱因感而起瘋自熱而生故熱毒逼中而腹痛所以號啼頑瘋襲上而口撮所以噤乳也每患臍必羅此候謂其為總關者不其然乎宜用保生丹

庄大黄一錢川黄連三分牛黄五厘麝香五厘乳香三分雄黄三分山甲一錢全蝎三個殭蠶一錢蟬蛻三個　共為細末春冬用麻黄湯夏秋用燈心湯調服每服八分

一治唇紅額赤　唇為脾竅額屬心經唇紅額赤心脾之熱極矣然熱極生瘋勢所必至而後日之臍瘋可

預卜而預知矣宜用預防丹

舊枳殼五分漆炒干黃連三分便炒童滑石六分裹實加庄黃共四味為細末金銀磨燈心湯調服每服八分

一治黯色鵝聲　腎經屬水則其色黑臍瘋而得慘黯之色固知腎病矣況聲出丹田腎為其本鵝聲忽作又孰非腎敗所致哉欲求活者十之一耳宜用破關丹

白附子二錢山甲二錢全蝎一錢蜈蚣五分牛黃二分麝香二分共六味為細末金銀磨入麻黃湯調服或加竹瀝調每服五分

一治睡昏魚口　神喪則昏脾倦則困昏沉熟睡則脾病不待言矣但口為脾竅而頑瘋闗鎖撮之如魚口者又孰非脾瘋之咎乎然瘋之傳脾猶驚之傳慢上實下虛陽微陰盛此之謂也欲全其生百之一也宜用換仙丹

白附子五分　蜈蚣五分　雄黄三分　牛黄五厘　麝香五厘　共五味

為細末燈心湯調服

一治目腫筋青　肝之所竅通於目肋之所主在夫筋然則臍瘋之作而得兩目揪腫滿腹青筋者由其肝

瘋熾盛以致之耳。且肝者脾之賊，因嘗抑其肝。瘋心者肝之子，尤當瀉。夫心熱，所謂虛則補其母，實則瀉其子也。宜用瀉赤丹。

川黃連二錢　庄大黃二錢　枳實二錢　穿山甲六分　蜈蚣六分　滑石六分

共為細末，淡竹葉燈心湯調服。

一　治舌膏鼻燥　舌為心苗，鼻為肺竅，固經所云矣。但人於未生，內稟胎熱，而心肺為甚。及其既產，因感外邪，觸動內熱，是以兩經之火炎上，故舌生白膏而鼻見乾燥也。宜用雙青飲。

川黄連五分　大黄八分　黄芩五分　滑石三分　蜈蚣三分　穿山甲二分
麝香三厘　牛黄二厘　共八味爲末。燈心湯下。
一治容慘寒犯。古云：傷寒則惡寒，而面慘。此語誠然。
但臍瘋既作，而容多慘黯者。是可知其因寒而致矣。
察其輕重。施其點灸。宜用保生丹。
大黄一錢　穿山甲一錢　蜈蚣五分　明雄黄三分　乳香三分　牛黄五厘
麝香五厘　共七味爲末。春冬用麻黄湯。夏秋用燈心
湯調服。
一治噴嚏風傷。肺爲華蓋。外屬皮毛。一或傷風。必先

於肺，故肺氣不清而作噴嚏矣。臍瘋得此，豈可與傷寒門類同日而語哉。宜用大宣湯。

大黃六分　天麻三分　白附子三分　牙皂三分　硃砂二分　明雄黃二分
殭蠶三分　牛黃五厘　麝香五厘　共為末，麻黃、北艾煎湯下。

一治臍腫濕浸。臍腫之作，固自有由來，表裏感邪，莫逃乎四氣。始終受病，不外乎一臍，方其未斷，內外相感，關竅未固，洗浴未防，或小水浸潤，是濕未有不由臍而入者也。故令臍頭腫，因濕而搆斯疾焉。宜內服保生丹。

庄大黄一錢穿山甲一錢明雄黄三分乳香三分蜈蚣五分牛黄五厘麝香五厘　共七味　加牛黄散　外用回臍丹。

右為末。春夏用麻黄湯。夏秋用燈心湯調服。

一治腹膨毒壅。臍瘋得此。厄險莫言。蓋緣熱毒交攻。邪氣壅閉。故令腹膨而脹硬者也。腸緊痛又在所必有矣。宜用無上丹。

黑牽牛二錢大黄一錢穿山甲五分全蝎五分直殭蠶五分乳香三分猪牙皂三分明雄黄二分牛黄五厘麝香五厘　共十味為末。用枳殼湯調下。每服一錢。如緊痛症。須行神灸。

一治一身煩灼。臍瘋得此。果何故哉。由其內因胎熱。外襲風寒。兩感兼並。是以渾身灼熱。宜用雙解丹。

大黃二錢 山甲五分 蜈蚣五分 雄黃二分 牛黃二分 麝香五厘

右為末。金銀磨麻黃湯柴胡湯調下。氣粗加竹茹同炆。每服一錢。

一治二便閉難 大腸之與肺臟。小腸之與心經。皆相表裏。經所云也。然兩經之鬱壅結於二腸之間。莫之發洩。故小水閉而大便難也。宜用高功丹。

大黃二錢 牽牛二錢 牛黃二分 琥珀二分 牙皂五分 山甲五分 蜈蚣

五分 麝香五厘 共為末。陳枳殼湯調下。每服一錢。

一三朝八日。凡病循經而入。計日而深。故始者易而久者難也。況曰臍瘋。號為風火。三朝前後。乃為緊猛。其日少受淺。元氣未傷。所以易治。八日前後。雖覺遲緩。實日久轉深。真元斷損。所以難治。昔倉公之與桓侯。始求治而終却。辭彼何然哉。謂治未病。不治已病。今古時殊。其理一也。

一點法灸方。點刺之法。疾之微者可施。灸灼之功。疾之甚者堪試。宜審分數輕重。假似手足合谷。日月兩

隅。應為點刺之穴。夫臍中脘承漿頰車。實乃灸灼之方。穴貴其真。施功自異。艾惟陳久。油貴真麻。必有三點止手。一

一治餘邪未靜。臍瘋既退。餘氣未除。所以間作焦啼。無時煩悶。心之勿寧可知矣。宜用萬化丹。

滑石二錢 黃連八分 連翹六分去心 麥冬六分去心 石膏煅六分 蟬退六分 白附五分 共七味為末。金銀磨淡竹葉湯下。每服一錢。

一險症六端。上下相符者順。相反者危。鼻燥糞清（青）。固

為上實下虛之症。陰陽勿混者佳。相雜者險。頭溫足冷。孰非陽微陰盛之徵。目橫應為肝死。舌捲可識心亡。口撮脾傷。聲沉腎敗。皆為險症。實可愁人。

一治鵝口牙疳。牙疳鵝口。皆生於齦腭之間。論形與名。若不相侔。但名與形殊。固有輕重之别。症固内起。總歸胎熱之由。所謂異名同症。信非虛矣。利刺破血出為佳。外用化紅丹。内服通仙飲。

黃連八分 連翹八分 家生地即鮮生地七分 防風七分 生艾六分 貝母五分 甘草五分 白水煎。另用金銀磨燈心湯入藥同服。

化紅丹　鐘乳粉八分　硼砂八分　兒茶六分　煅石膏六分　共

四味為末。繳口擦牙。

一治木舌重舌。木舌強直如木。漸大滿口。若夫重舌。舌下生舌。重重滿口。一木一重。均之因形而名之也。皆原於舌。一體殊形。但舌乃心苗。則心經之熱甚可知矣。凡治木舌。刺斷其絆。治重舌者。刺破所重。棉花筒繳抹。隨用蘆敷丹。

鐘乳粉六分　硼砂六分　牙硝六分　百草霜三分　煅石膏五厘　共

五味為末。繳舌內。服洗心湯。

連翹七分　黃芩六分　木通六分　枳殼五分　玄參五分　黃連三分　甘草一分　白水煎，燈心引。有痰加貝母五分。熱甚加大黃一錢，去木通甘草二味不用。不用

一治胎赤。心屬於火，色本乎赤。固不待論矣。且兒生後而遍體紅赤者。此何故哉。蓋由母食辛熱，傳入胞胎。而心經得熱獨甚。故火盛莫過，而發乎遍體，色若塗硃。胎赤宜用導赤湯。

黃連　防風　白附子　連翹　赤芍　生地黃　蟬退　甘草。如大便閉難。去防風甘草。加庄大黃。

枳殼。合一劑。白水煎服。

一治胎黄。脾屬乎土。色本乎黄。亦不待言矣。且兒生後而遍體發黄。果何說哉。以其内禀胎熱。外受湿侵。是以湿熱積脾。而脾主肌肉。故發黄遍體若橘皮。名曰胎黄。宜用陳苓散。

黄連　大黄　蒼朮　茵陳　梔仁　赤苓　猪苓

澤瀉　車前　滑石　共十味。各五分。合一劑。白水煎服。

一治焦啼。嬰兒無僞。痛則必啼。以其焦燥煩悶。無時啼號。揆厥所由。則胎元受熱。傳入心經。固不待言。經云。小兒初誕日。腹緊痛聲揚。此症胎中所受經書號為鎖陽。宜用不二湯。

黃連八分 枳殼六分 白附子六分 完蟬退六分 滑石八分 甘草二分

大便實。加大黃。去甘草。 合一劑。白水煎。淡竹葉燈心磨金銀湯。同服。

一治著噤。 著噤之狀。有風燭之危。溯其根源。乃非一致。固緣稟受不足。尤為傷損恒多。或驚撲以動胎經。或忿怒以傷肝氣。房慾無度。洩損胎元。故令生下呃

呃鬱鬱。而啼聲不出者也。靈丹雖效。未必堪捷即尅
而可徵也。

詩云

著噤嬰兒是不啼。忽然面色變無時。
名醫雖有靈丹妙。只恐須臾勢已危。

用至靈丹　雄黃三分　牛黃二分　乳香二分　麝香五厘　共四味為末。用取竹瀝調。不時點入口中。

已上二十二條。諸臍瘋方內。藥品務要斟酌。誠心選擇。慎重用藥。開明於左。

牛黄如鷄子黄大。重疊可揭、輕虛氣香者良。但磨指甲上。黄透甲者為真。麝香指捻鬆者真。硬如丸者假。原個要皮薄帶黄。毛少飽滿而軟者真。皮黒厚硬。毛多味淡者假。雄黄要鮮紅大塊明徹者良。硃砂要辰砂大塊。明亮如鏡面。有神氣者佳。乳香要明亮滴乳。大黄要庄郎大黄。牙皂要去膜與子為末。穿山甲要切片。壁土炒成珠。全蝎要去尾一針毒。殭蠶要直者佳。其蜈蚣一味。另有製法。列於後。

蜈蚣數條。留頭。去頭上兩邊毒。截去尾上毒。去兩邊脚。去肚内腸。其肚内放入麝香雄黄二味。外用鮮薄荷葉包扎聽用。將大火炭燒紅于地上。用鹽醋水淬。如此燒淬。以七次為度。去火。俟地下温熱。將薄荷包扎的蜈蚣。放在燒淬地下。外用瓦鉢一個。蓋住蜈蚣。鉢外四圍。用爐灰黃泥厚封瓦鉢邊弦。毋令出氣。次日取出。研末入藥。

準繩云。臍風撮口。百無一效。坐視其死。良可憫也。一法。看兒齒齦上。有一小泡子。狀如粟米大。兒口內果有者。即以溫水蘸軟帛裹指。輕輕擦破泡子。便能開口即安。再用清熱丸散。解瀉諸熱。則愈也。此症必先大便熱。即用生犀角。真（反）羚羊角。磨和蜜汁飲之。有効。急則用大黃甘草各二錢。煎服。兒初生七日內。面赤喘急啼聲不出即名撮口臍風照前法将齒齦上小泡子擦破之後再用白殭蠶四枚炒為末蜜調敷唇内即愈如臍腫者用艾燒灰填臍中即消若初生百日内口中生白點無數拭之則去少刻復有口角流涎日夜啼哭不乳即名鵝口用黄連甘草各一錢煎濃以帛裹指入口中拭去不復有矣如生白膜裹舌須刮舌出血取白礬末少許敷之否則發驚也但見生下每日夜将苦茶蘸青軟絹攪口内如齒邊有白點即以細針挑破取桑樹内汁濾清塗之永

無驚風撮口之患。取汁法，用刀砍樹皮，少時汁出，和蜜少許，併治重舌、馬牙。馬牙根腫脹，及鵝口口舌生瘡，俱神効。一方治馬牙，用針挑破，以硼砂、青黛擦牙根愈。凡生下地，如犯臍瘋，觀其面部紅活，併觀乳哦舌胎，紅紫黑黃，厚薄齊尖。若舌紅變紫，紫變黑，黑變黃，乃不治也。兼要聲音明亮，方可施治。方列於後。

臍瘋金不換驗方 初服方

防風五分 羌活五分 枳殼五分 檳榔五分 熟大黃五分 海金沙五分

滑石五分 勾藤勾六分 川黃連三分 全蝎三個 殭蠶五個 蟬退五個

甘草二分

合二服。燈心引，水一鍾，煎八分服。作幾次進一字金。治小兒七日之内。欲成臍瘋撮口。牙関緊閉。痰涎壅盛。一切驚風等證。

威靈仙四錢去芦　殭蠶四錢畧炒　甘草二錢五分　明礬二錢生用　北細辛一錢五分。共共五味為細末。每服三分至五分止。用薑汁滚白水調匀服。若牙關緊閉。用指頭抹藥進去。若禁口不吃物。用鹽梅湯搽上下牙根。

黑白飲。治嬰兒臍瘋實熱者。及壯熱發搐者。但此藥不宜多製。新合効速。久合藥性慢効遲些。

牽牛黑白各五錢半炒　生大黃五錢　廣陳皮五錢　平檳榔五錢　炙甘草三錢　玄明粉煅二錢　舊枳殼一錢　各藥先為細末入玄明粉。再共研匀。每服五分至一錢。用温蜜湯水調化。

空心服。

臍腫方。或因洗浴。水入臍中。或是兒尿湿布侵臍。宜急治。恐生變瘡。

枯白礬　土龍骨　二味均平。共為細末。入麝香少許。拭乾臍中湿水。敷之即愈。但要避風。敷藥後當裹住臍中。莫令風寒所襲。　一方乾蝦蟇一個燒灰　左牡蠣一兩煆過　二味為細末。敷臍中。每日二三上。一二日即愈。　一方紅錦燒灰五分　黄牛屎燒灰五分　土龍骨五分　人髮燒灰五分　乾胭脂五分　共為細末。入蔴油調搽臍上愈。

臍内出水不乾方。　當歸頭一錢　胡綿一錢燒灰舊的好　或縛臍之帯子取来燒灰用一錢代綿 共為細末。入麝香一分。敷臍上。

一方治出水不止。臍内潰爛。用赤石脂研末敷臍上。

一方治臍中出血。用白石脂為末。敷臍上。

胎熱

因母孕時。食鷄臭薑椒熱毒之物過多。令兒生下。身熱面赤。眼閉。焦啼。燥渴。或大小便不通。種種熱病。速以涼藥攻之。緩則嘔吐驚搐而成大患也。宜用加減導赤散。

加減導赤散。 生地黄五分 連翹五分 花粉五分 赤苓五分 猪苓

五分澤瀉五分茵陳五分甘草四分　熱重者加川黃連二分

右合一劑。水煎溫服。

胎寒

乳母原感有寒。生下再感外邪。令兒面色青白。四肢厥冷。大便青黑。唇冷寒慄。速用黃芪桂心湯表散之。

黃芪桂心湯。　黃芪　桂心　當歸　赤芍　黃芩　羌活　薄荷　土龍骨　細辛　甘草各等分

右合一劑。薑一片引。水煎熱服。乳母吃一半。忌葷。

胎怯

二二〇

小兒面色無精無光。肌肉薄弱。大便白無血色。時時嘎氣多嘰。目無神彩。宜滋補氣血。醒脾胃之品主之。用茯苓當歸散。

茯苓當歸散　白茯苓一錢　當歸身八分　杭白朮五分　麥門冬六分　白扁豆六分　廣陳皮五分　製半夏四分　明天麻六分　勾藤勾五分　炙甘草二分

右剉薑引。濃煎。乳母服一半。

蒸變　須看兒唇口。如上唇微腫。有白泡點者是正蒸變。其白點不可用針刺挑破。

小兒三十二日一變。六十四日一蒸。一定之理也。變

者變生五臟蒸者蒸養六腑長氣血生精神益智慧
也九蒸十八變積五百七十六日而畢焉蒸變必潮
熱其壯似驚耳尻（音考在耳後 脊骨盡處）俱冷口內上唇有白
泡如魚目粟米大者是也蒸變之候口唇舌色俱如
常無異潮熱雖有輕重精神却不疲倦口氣決不暴
戾輕則三四日可解或重者六七天方平不可亂投
藥餌為父母者不可不知

小兒外感風寒內傷飲食發熱等症余常用屢效
煎劑丸散（二十一條列於首其餘諸症經驗各方）數方列於首其餘諸症經驗各方次第

次第列之。以便採用。

人參敗毒散。川羌一錢五分　獨活八分　柴胡一錢　前胡八分　川芎八分　茯苓一錢　枳殼八分　黃芩八分　桔梗八分　甘草四分

耑治外感風寒。發熱等症。加生薑三片。水煎熱服。帶汗服一二劑即解。

香砂平胃散。香附一錢　砂仁研八分　蒼朮一錢　陳皮八分　厚朴六分　山查八分　麦芽炒八分　神麯八分　蘿蔔子炒六分　甘草五分

耑治內傷飲食。胸膈飽脹。不思飲食。加生薑三片。燈心一團。水煎熱服一二劑即消。如發熱加柴胡干葛

各八分。小便不利。加木通赤苓各八分。

六和湯。 白朮土炒一錢五分 茯苓八分 山藥炒一錢 扁豆炒一錢 砂仁研六分 木瓜六分 赤苓八分 澤瀉八分 神麯炒八分 甘草炒五分

耑治脾虛泄瀉。宿食內傷等症。加生薑三片。蓮肉五粒。燈心一團。水煎服一二劑即愈。

保和丸。 白朮土炒四錢 茯苓三錢 陳皮三錢 半夏薑汁炒二錢 查肉三錢 神麯炒三錢 連翹去心三錢 萊服子炒二錢 共為細末。用山藥水打糊為丸黃豆大。每用薑湯調服一丸。

耑治小兒一切內傷乳食。停滯不化。或嘔吐泄瀉。潮

熱咳嗽有痰等症。

紫金錠。此方乃小兒科之通法也。治一切急症無不應驗。紫金錠方甚多，無如此方之妙者。

川羌活二兩　柴胡一兩　防風八錢　薄荷葉五錢　天麻五錢　北細辛淨六錢　胆星牛胆吊久者一兩，須用南京炮製者更佳　橘紅八錢的更好　有真廣木香八錢　川黃連五錢薑汁炒　白附子六錢　殭蠶六錢薑汁炒　全蝎去尾尖毒炙五錢　鈎籐鈎一兩　天竺黃煅五錢　明雄黃五錢　赤芍藥八錢　黃芩八錢　甘草三錢　真麝香一錢

右藥二十味，共為極細末，用蜂蜜薑汁調六神麴糊為丸，如龍眼核大，外用硃砂水飛過為衣。每一二三歲者

服一丸半歲数月者服半丸隨症用引
一傷風咳嗽氣急用蘇葉一錢生薑一大片煎湯調服
一凉重感寒頭疼發熱用生薑三片葱頭三個煎湯調
服服後發汗汗後忌風併大葷
一發熱不退用生薑一片竹葉五片燈心一團煎湯調
服
一急驚風用鈎藤鈎金銀器生薑煎湯調服每服一丸
至二三丸
一因泄瀉而變為慢脾風者用人參五分生薑金銀器

蓮肉燈心煎湯調服每服一丸至二三丸

一平常傷風宿食發熱等症神麯麦芽生薑燈心活便用如小可感冒之類俱用薑湯

起寒散 此散藥寒冷天用

節麻黃一兩切碎用甘草三錢收汁去甘草渣不用將甘草汁浸麻黃晒乾屢浸晒以汁盡為度

廣陳皮三兩 粉甘草二兩要炙用 赤芍藥一兩七錢 粉乾葛一兩四錢

香附米一兩去毛炒過 山查肉一兩 肥杏仁五錢去皮尖

右共為細末薑葱引小兒每服二錢小小兒每服一錢大人每服三錢體薄者只服二錢近有不為末服

将旱米飲作成丸尤妙。

起寒丸。此丸藥温煖合用

川羌活錢二　蘇葉錢五　蒼朮五錢米泔水漂　廣陳皮五錢去白　大半夏五錢白礬炆透心再用薑汁製　香附米五錢去毛　川厚朴錢五　枳殼去穰淨五錢　北細辛錢二　條甘草錢一

右為末。旱米粉為丸彈子大。每用一丸白水湯浸濕。用指按爛服。

又方。此方如合煎劑，每味只用五分。

羌活錢五　蘇葉錢五　川芎錢五　陳皮錢五　製夏錢五　香附錢五　赤芍

五錢白芷五錢乾葛五錢桂枝五錢甘草五錢

右為末服。或早米粉為丸服。白水湯下。

已上起寒三方。皆是發散表藥。專治傷風作寒發熱。頭目痛。骨節痛。手足酸痛。鼻塞鼻涕。惡心嘔吐等症。初起者。前列三方之中。擇其一方。發散服之。自然熱退。身涼。諸病頓除。若或未愈。後列有退潮熱裏藥。依方照症服之。取效良多。

小兒之病。非傷寒冒暑。即發潮夾熱。非積食滯氣。即起驚生痰等症。初宜發表。既發表。則當清解退熱。隨症治之。

退熱丸。川黃連一兩去蘆瀉心火　川黃柏一兩去皮瀉腎火脾火　黃芩一兩要枯的瀉肺火　梔子一兩去殼瀉肝火膽火　陳枳殼一兩去穰　香附米八錢去毛　蘇葉五錢去梗　庄郎大黃三兩切片晒脆另磨不和入藥另包聽用以此味瀉脾火

右將前七味為細末。和勻。另將大黃末。入大瓦罐盛水久久炆。炆大黃成羹。候冷取出。同前七味末攪勻。作為丸。大的如龍眼核大。小的如欠實大。每服用熟水浸爛。手指按之服下。此丸不用蒸。只生用晒乾。症治開後。

退潮熱。滾白水下一丸。或二丸。

胎黃熱。滾白水下一丸。或二丸。

喘急。蘇子大腹皮湯下一丸。

焦啼。滾白水下一丸。

上肚痛。滾白水下一丸。

飽悶。滾白水下一丸。

喉嚨痛。滾白水下一丸。

口舌瘡。滾白水下一丸。

鼻衄血。側柏葉湯下一丸。

大便紅。地榆湯下二丸，或三丸。

大便閉。滾白水下二丸，或三丸。

小便閉。燈心湯下一丸。

急驚風。薄荷湯下一丸，或二丸。

瘤丹毒。滾白水下一丸，或二丸。

血紅瘡。金銀花湯下一丸，或二丸。

此丸治諸症神効，不論大小男婦，凡有發潮夾熱者服二三丸即愈。只有泄瀉之人，有孕之婦，及男婦小

肚下陰症陽症肚痛與病後虛弱者忌服

珍珠散此方千金不換凡小兒潮熱一服即可退熱其藥要一日對時帶痰而出病去矣真良方也

珍珠三分青布包搥碎擂為末小新珍珠可用矣不必要大珍珠 琥珀二分五厘搥碎研末

硃砂一錢 明雄黃六分 螳螂即六腳虎螂崗俗名刀螂取幾個放瓦上焙脆為末二分

麝香一分聽後用不入藥

右珍珠琥珀硃砂雄黃螳螂五味各味研極細末預先合勻臨用稱過藥末四分七厘五毫外加麝香二厘五毫湊成五分此散不論大小孩子只服五分必須淡竹葉去根同燈心煎湯下此方退難退之潮驅

難驅之痰，真有起死回生之功，屢用屢驗。如是瘟疫潮熱，每服一錢二分，亦用淡竹葉燈心湯下。病愈後忌口哺，再服六君子湯補脾胃可也。

加減六君子湯

白朮五分，炒　茯苓六分　懷山藥五分　芡實肉五分　白萹豆五分，炒　廣陳皮五分　製半夏四分　六神麯五分　舊麦芽五分，炒　砂仁去殼，四分　甘草五分

體弱者服三貼後，加人參三分，另蒸汁。

右合三五貼，煨薑一片，紅棗一枚，同煎。

和中調元湯

白朮土炒五分 白茯苓七分 真川芎五分 麦冬去心七分 意苡仁六分
廣陳皮六分 製半夏四分 連翹去心六分 砂仁四分 甘草二分 人參三分另蒸汁 合三四劑。薑棗引。濃煎温服。

寸金丹 一名救生丹

川羌活三兩 前胡三兩 防風三兩 薄荷葉三兩 紫蘇三兩 小川芎三兩酒洗 白芷三兩 廣陳皮三兩 製半夏三兩 漂蒼朮三兩 赤茯苓三兩 川厚朴三兩薑汁炒 枳殼一兩五錢麩炒 香附米三兩酒炒 藿香三兩 廣木香三兩 台烏藥三兩 白豆蔻淨仁二兩 宿砂仁帶殼三兩 稱草果仁淨一兩 六神麯五兩 粉甘草一兩五錢

右藥共為細末。外加真六神麯二十三兩。研細末。又加生薑一觔半。搗碎。用井水奁汁。要五大碗。打糊和丸。每丸帶溼要重三錢。陰乾。又加好硃砂一兩。研極細水飛過為衣。大人只用一丸。重症服二丸即愈。小兒只用半丸。如二三月之小兒。只用半中之半丸。可愈也。此丸専治內傷飲食。停滯停痰。中風中寒。霍亂。及四時頭痛。傷風感冒。小兒積食肚痛嘔吐泄瀉。一切俱效。惟大潮熱者。大發渴者。不可服。孕婦亦忌服。

疎風清氣化痰丸。先服發散藥。

防風一兩胆南星要川南星一兩擂為末入牛胆内製三次白附子五錢天麻五錢黑沉香四錢上好的橘紅五錢切片北芥子八錢要大的以棉紙隔罨焙大半夏一兩加牙皂白礬二味入水同煮半夏去二味不用川貝母一兩去心杏仁一兩五錢滾水泡去皮尖天花粉一兩薄荷一兩要蘇州的土出的不用只用葉甘草五錢

共十三味製畢。為細末。煉蜜成珠。化熟水調早米糊為丸。每丸帶湿重六分。每用白滾水化開。大人服三四丸。小兒服一二丸。專治男婦小兒。膈上痰結。肺部熱盛。咳嗽喘急。氣壅不伸。或寒痰而未散。或熱結而未消。一服即輕。再服全愈。孕婦與吐瀉者不宜。

服餘悉治之

小兒吐瀉丸　舊香茹一兩去根　紫蘇葉去粗梗一兩　白茯神五錢

乾木瓜五錢要宣城的　藿香五錢洗淨炒　黃檀香二錢五分剉為末　丁香二錢五分　甘草二錢五分火煨　共為細末煉蜜為丸如芡實子

大小兒每服半丸大人每服一丸至二丸細嚼溫湯下此丸治大人小兒傷暑伏熱燥渴瞀悶頭目昏眩胸膈煩滿嘔吐惡心口渴舌乾肢體困倦不思飲食霍亂吐瀉并宜服之甚妙

小兒胃寒嘔吐湯藥　羌活　藿香　乾薑　蘇葉

赤芍　香附　枳殼　烏梅　藊豆　陳皮　半夏

製甘草如頭痛加川芎白芷暑月加香茹厚朴姜汁炒

右合一服水煎薑三片引

小兒止嘔方　薑一錢白竹茹一錢水煎服即止　一

方柿蒂不拘幾個柿餅上柿蒂尤妙水煎服即止

小兒止瀉方初服　白朮八分　赤苓八分　猪苓八分　木通五分　麦冬

一錢去心　扁豆十粒　神麯五分　滑石五分　甘草二分

右合一服竹茹一團引

小兒止瀉方後服　白朮六分　茯苓八分　猪苓八分　澤瀉六分　麦冬

二三八

一錢芡實一錢山查一錢肉桂二分甘草二分合一服白水煎

小兒驚瀉作潮方 防風 天麻 蟬退五個 青小草

青皮 前胡 木通 茯神 猪苓 澤瀉 甘草

右合一劑白水煎服

小兒止瀉丸 治小兒時常滑瀉不禁溏瀉每日夜數次妙方

建蓮肉 石蓮子 柯子肉火煨 廣木香 赤石脂

砂仁 豆蔻 枯礬各一兩

右共為末米糊丸菉豆大每服一錢米飲湯送下

急慢驚瘋總論

小兒急慢驚風古謂陰陽癇症也急者屬陽陽盛而陰虧慢者屬陰陰盛而陽虧陽動而躁疾陰靜而遲緩皆因臟腑虛而得之虛能發熱熱則生風是以風生於肝痰生於脾驚出于心熱出于肝而心亦熱以驚風痰熱合為四證搐搦掣顫反引竄視為八候凡眨眼搖頭張口出舌唇紅臉赤面眼唇青及泄瀉髮際印堂青筋三關虎口經紋紅紫及青者皆驚風之候也大抵肝主風心主火二者交爭然必假心熱而後發始於搐故熱必論虛實證必分順逆治則有後

先。蓋實熱為急驚。虛熱為慢驚。慢驚當無熱。其發熱

者虛也。急驚屬陽。用藥宜以寒。品慢驚屬陰。用藥宜

以溫。劑然又必明淺深輕重。進退疾徐之機。故曰。熱

論虛實者此也。男搐左視左。女搐右視右。男眼上竄。

女眼下竄。男握拇指出外。女握拇指入裏。男引手挽

左直右曲。女引手挽右直左曲。凡此皆順。反之則逆。

驚搐無聲則順。驚搐有聲則逆。指紋彎弓入裡者順。

指紋彎弓反外者逆。故曰。証分順逆者此也。如陽病

陰脉。陰病陽脉。亦為反。凡熱盛生痰。痰盛生驚。驚盛

生風風盛發搐治搐先於截風治風先於利驚治驚先於豁痰治痰先於解熱其若四證皆要細察病源用藥庶幾有效一或有遺必生他症故曰治有後先者此也大抵急驚易療慢驚難痊（慢脾風乃）至於慢脾危篤之疾雖神功妙手莫易治焉綱領大概如此至於其中變通臨症制宜可也

急驚風切忌用防風荊芥辛温之藥服之過多者必殺人矣

急驚風之症前代書所不載惟曰陽癎大槩失所愛護或抱於當風或近於熱地晝則食多辛辣夜則衾

蓋太厚鬱蒸邪熱積于心傳于肝再受人物驚觸或跌撲叫呼雷聲鼓樂鷄鳴犬吠一切所驚未發之時夜卧不穩困中或笑或哭齧齒鼓乳鼻額有汗氣促痰喘忽爾悶絶目直上視牙關緊急口噤不開手足搐掣此熱甚而然面紅脉數蓋心有熱而肝有風二臟乃陽中之陽心火也肝風也風與火皆陽物也風主乎動火得風則煙焰起此五行之造化二陽相鼓風火相搏心藏神肝藏魂因熱則神魂易動故發驚也心主乎神獨不受觸遇有驚則發熱熱極生風故

能成搐名曰急驚　準繩云急驚之候亦曰真搐牙關緊急壯熱涎痰窜視反張搐搦顫動唇口眉眼引口中氣冷面赤唇紅大小便黄赤其脉浮数洪緊此内挾實熱外感風邪心有熱肝有風二臟交爭血亂氣并痰涎壅盛百脉凝滯關竅不通風氣蓄盛無所發泄故暴烈也治法宜用凉瀉以抱龍丸琥珀鎮驚丸之類是也又有一等搐搦反張斜視而牙關不緊口無痰涎而氣熱未可直指為驚風恐是傷風傷寒夾食夾驚瘧疹等症此錢氏謂假搐之說又各依

本証細審而施治之可耳

急驚風症遍身俱熱手足稍冷抽搐不歇角弓反張痰涎湧盛面赤三關紋紅紫大小便不利肚中飽脹急硬諸如此症未甦醒者急宜吹鼻散吹之令醒以便進藥如熱甚則用驚瘋巴霜丸或用六和保童丸以下之如係服藥過雜者則用抱龍丸或用青州白丸子以調治之愈後用安神丸收功

急驚不治症

急驚風眼睛翻轉口中出血兩足擺跳肚腹搐動或

神緩而摸體尋衣。或癥篤而神昏氣促。噴藥不下。通關不嚏。心中熱痛。忽大叫者。不治。

慢驚風

慢驚之症。考之古書。亦無所據。惟載陰癇而已。蓋慢驚屬陰。陰主靜而搐緩。故曰慢。其候多因外感風寒。內作吐瀉。或得于大病之餘。或傳誤轉之後。目慢神昏。手足偏動。口角流涎。身微温。眼上視。或斜轉。及兩手握。拳而搐。或兩足亦掣動。其脉沉細無力。睡則露睛。兩目半開半合。此陽氣衰耗。而陰邪獨盛。陰盛生寒。寒化為水。化水生肝木。木為風。化木尅脾土。胃為脾之腑。故胃中有風。瘛瘲漸生。其症兩手垂下。時動搖不已。名為慢驚。薛氏云。慢驚之症。吐瀉痰喘氣喘。眼開。神緩昏睡。露睛驚跳搐搦。乍發乍静。或身熱身冷。面淡青白。或眉唇青赤。脉多沉遲而緩也。緣稟性不足。或久病脾虚。或過服尅伐之藥者。多至此症。治法用異功散。加當歸酸棗仁。佐以勾藤飲子。補土平木。益陰血生脾。宜以四君子加棗仁當歸。若脾土虚寒者。用六君子加炮薑木香。如不應效。急加參附回陽。凡元氣虧損而至昏憒者。急灸百會穴。若等待下痰不愈而後灸之。則元氣脫散。不能救矣。錢氏以益黃散治慢驚。其中有丁香辛熱助火。火旺土愈虛矣。又青橘皮瀉肺金。然亦不安。賤愚意用參芪芍藥棗仁。甘溫酸寒。補斂元氣。後再調養脾胃則可矣。

慢驚不治症

慢驚風四肢厥冷。吐瀉咳嗽。面黑神慘。鴉聲胃痛。兩脇動氣。口生白瘡。髮直搖頭。眼睛不轉。涎鳴喘嗌。大小便不禁。手足一邊牽引者不治。

慢脾風

慢脾風之症。面青額汗。舌短頭低。眼合不開。搖頭吐舌。頻吐腥臭。噤口咬牙。手足微搐而不收。或身冷。或身温。然四肢多冷。其脉沉微。陰氣極盛。胃氣極虚。病至于此。十救一二者幸也。蓋由急慢驚風之後。吐瀉損脾。病傳已極。總歸虚處。惟脾所受。故曰慢脾風。若逐風則無風可逐。若治驚則無驚可治。但脾間痰涎虚熱往來。其眼合者。脾困氣弱。神志沉迷。痰涎凝滯而已。然慢脾之名。又曰虛風。小兒或吐或瀉之後。面色虛黃。因虛發熱。如初見搖頭斜視。昏困額汗。身粘汗。聲沉小。即脾風之症。不必專以急慢驚風而傳變為慢脾風也。又慢脾之候。言脾不言胃何也。蓋胃為腑屬陽。非若脾乃屬陰也。故小兒病若傳在腑者多自愈。在臟者不可不早治。蓋小兒純陽之氣。在腑為順。在臟為逆。古人皆理其臟。未言治腑也。錢氏立黃土湯。以土勝水。木得其平。則風自止。以脾土為本也。

大要治法。生胃回陽。若眼半開半合。手足不冷。其症尚在慢驚，則不用回陽。如已入慢脾之候，則用參附回陽。若手足漸煖，仍以醒脾等藥調也。

慢脾不治症

慢脾風，身冷粘汗，直臥如尸，喘嗽，頭軟背直，口噤搖頭，痰如牽鋸之聲，面無潤澤之色，縮唇氣粗者，不治。

天釣 釣與吊同

小兒天釣，亦驚風之症。發時頭目仰視，驚悸壯熱，兩目反張，淚出不流，手足搐掣，不時悲笑，如着鬼祟之狀，甚者爪甲皆青。蓋因乳母恣食厚味，積毒在胃，致

兒心肺生熱痰鬱凝滯或外挾風邪治法宜解熱散
邪用勾藤飲再以珍珠散活命丹病瘥即以六君子
兼平胃散服數劑則無復發之患矣

驚風諸症辨

驚搐一也而有晨夕之分表裏之異身熱力大者為
急驚身冷力小者為慢驚仆地作聲醒時吐沫者為
癇頭目仰視者為天弔角弓反張者為痓而治各不
同也諸方依次列於左

吹鼻散治小兒急驚風中風卒然昏迷不省人事用此
散少許以竹管吹入鼻中噴嚏而醒然後進藥

牙皂一錢炙 北細辛一錢 麝香少許 共為細末藏之以待急用。

開關散 小兒急驚風若牙關咬緊不開不能進藥者。用雄鼠卵子割取來于瓦上焙乾研為細末臨用只要一小粒大放在牙齒邊牙關自開神效良方再將治驚之藥治其症可也。已上二方業醫者預先製備貯小磁罐内黄蠟封口。

驚瘋巳霜丸 治急驚風熱甚者以此丸下之。

真胆星五錢 全蝎一錢酒浸焙乾去尾毒 辰砂一錢 直殭蚕七分 天竺黄五分 白附子五分 甘草三分 麝香五厘 巴豆四十九粒不去

油。酒煮七次。以乾為度。同前藥共為細末。麵糊為丸。如粟米大。每歲一丸。重者金銀煎湯。輕者薑湯下。嵩

治急驚風大小便不利。肚中飽脹急硬。乃熱極之症。以此丸下之即愈。

又方治症同前方

南星一錢五分湯泡為末 薑白附子一錢五分生為末 貝母一錢五分 半夏一錢薑製 川鬱金一錢 雄黃五分 巴豆紙包捶去油成霜用三分 乳香二分炙 共為細末。米糊為丸。如菉豆大。外用硃砂為衣。小兒大者服五六丸。小者四五丸。細茶湯下。忌葷滯。

六和保童丸。治急驚風大小便不利熱甚者。以此丸下之。

硃砂三錢 真牛黃一錢 犀角一錢無亦可 剛子即巴豆紙包搥爛罨去油如去盡油則無力矣用一錢 瓜蔞霜一錢 人參五分要好的

右藥五月五日午時。用寒食麵打糊為丸。如粟米大。專治急驚風。每服十四丸。至重者服二十一丸。以清茶送下。解下大便即愈。兼治天吊頭目仰視。驚悸壯熱。兩眼番白向上。角弓反張。痰湧氣急。四肢抽掣等症。但服此丸。立刻回生。真救小兒之至寶也。

抱龍丸。急驚風如係服藥過雜者。用此丸以調治之。愈後用安神丸收功。

牛黃四分研令極勻入犀藥珍珠貯大頃銀礶內上用小頃銀礶蓋好鹽泥封固火煆聽礶內不響即取起研細末用三分另琥珀搗碎另研細末用一錢赤金一百張陸續加入犀藥研令極勻硃砂一錢同雄黃研細水飛淨入犀藥再研極勻雄黃一錢同硃砂製天竺黃另搗碎研細末一錢入犀藥再研極勻膽星二錢搗碎研細入藥令勻鉤藤一錢搗碎研末入藥令勻全蝎三個去頭足併毒酒浸炙黃研細末入藥令勻麝香一分俟犀藥俱在一處研勻之後始入再研極勻

右藥各製畢。用炙甘草二錢熬膏為丸。如有雪水熬甘草。加麥麵少許。作糊成膏更妙。外用硃砂五分研細為衣。如皂角子大。此丸治症最廣。難以悉載。古人云。家有抱龍丸。如高醫在坐。小兒百病初起者。宜先服此丸。決無後患。其功不能盡述。百日內小兒。每一丸作三次服。百日以外至三歲者。每服一丸。此外量兒大小加減活便用。如大人中風痰火。婦人產後發搐。每服三丸。用藥湯頭列後。

一小兒半身不遂。角弓反張。乃中風痰之症。用直殭蚕三個薑汁炒斷系 全蝎一個酒浸炙黃 天麻五分麵包煨熟 共為細末。用一字。如錢內一字大 同丸一處調和。再用荊芥防風薄荷紫蘇生薑片三 煎湯為引小送下。一服見效。如未全愈。再進一服。效驗如神。

一破傷風症。服法同前用引。

一小兒驚風。荊芥防風湯下。

一小兒伸舌乃心熱也。燈心金銀花湯下。

一小兒擁喘。同前用引。

一小兒發熱。用紫蘇薄荷煎湯下。

一小兒痘前服之。諸症重者能輕。輕者能稀而順矣。

一小兒痘後服之。能解餘毒。永無痘毒諸患。

一大人中風痰火。用荊芥防風煎湯下。

一婦人產後發搐，用荊芥、防風、薄荷煎湯下。

辨藥真偽、買藥價值，余特録出，令讀者知合此九所費有限，易為修合，救人之功甚大，貧富之家共行善事，造福無崖矣。能辨藥之真假，又依法炮製，服藥自然效驗。

牛黃　如鷄子黃大，重疊可揭，輕虛氣香者良。但摩指甲上，黃透甲者為真。用四分，價銀二錢。

珍珠　不過藥珠之類，細小者即可用矣，不必拘定專用大珍珠。如係油黃黑色，皆不可用，要擇細小色白亮者用三分。價銀一錢五分。

琥珀　但此味不必拘定真假。只買藥鋪中現成者。視其色亦不甚紅。搗碎為末。係白色有香氣者。即可用矣。服之最效。用一錢。價銀八分。如搗碎為末不香者不可用。

赤金　大張者用一百張。價銀六分。

硃砂　要辰砂大塊明亮有神氣者。用一錢五分。價銀二分二厘。

雄黃　鮮紅大塊明徹者良。用一錢。價銀三厘。

竺黄　出南海。大竹之津氣結成。片片如竹節者真。乎色者善。此品極難買。如拘定覔真者。不可得矣。今只買藥鋪中現成者。必要白色成塊有清香者。即可用。矣。服之極効。用一錢。價銀三分。如灰色青色不香者禁用。

胆星　必牛膆氣。暈苦異常。黄黑明亮堅硬者真。九轉者良。南京炮製者更佳。用二錢。價銀二分

鈎藤　俱擇有鈎者用。一錢。價銀二厘。

全蝎　三個。價銀四厘。

麝香　指捻鬆者真硬如丸者假。原個要皮薄帶黄。毛
少飽滿而軟者真。皮黑厚硬。毛多味淡者假。用真者
一分。價銀三分。
每一料。共價銀六錢零一厘。爲一百丸有零。不可日
晒。不可火烘。須用紙兜好。繫懸於净室内。過十日風
乾。每日搓動二次。令乾透。收磁罎内。勿令洩氣。愈陳
愈效。兼治蝎螫神効。用水摩塗。　一方加白附子直
殭蚕白礬各一錢。
抱龍丸專治急驚風。愈後用安神丸收功。

膽南星要川南星入牛胆内陰乾取出又入牛胆入過七次者可用矣用二兩 天竺黃一兩 硃砂三錢 雄黃三錢 甘草三錢 牛黃二錢 琥珀二錢 麝香一錢

右藥共為細末。煉蜜為丸。如圓眼大。每服一丸。用薄荷湯下。

抱龍丸 治小兒驚風。男婦大人。痰暈昏迷中風等症。又名金丸子。

胆南星製七轉者佳九轉者更妙三錢 全蝎四錢洗淨糯米炒 殭蚕二錢薑汁炒 茯神二錢去心内木 遠志二錢甘草炆水泡去骨 蟬退二錢 辰砂好的一錢五分 真牛黃六分

右為末。糯米麵同竹瀝薑汁合為丸。蓮子大。金薄為衣。每服一丸。薄荷湯下。甚者二丸。亦可。牙關緊閉者。擘開口灌之即愈。

琥珀鎮驚丸。專治急驚風。兼治大人痰火上冲痴病俱效。

真陳胆星南京製陳久者用二兩　真琥珀一兩　天竺黃白色大塊有香氣者一兩　白附子一兩　明天麻六錢　直殭蚕六錢去頭尾炒　薄荷葉去梗六錢　製大黃六錢　雄黃好雄精六錢　珍珠細小白亮者六錢　真西牛黃二錢　好麝香一錢二分　赤金箔六十張要大張的

右珍珠琥珀雄黃。另研極細。入羣藥共研極勻。外用鈎藤鈎三兩　甘草二兩　牙皂六錢　三味同煎濃汁。調和前藥。

擣爲丸如黄豆大。未週歲者服半丸。一二歲者服一丸。鈎藤湯化下。一服即愈。如痰火上冲痴病。每服二三丸。

加減青州白丸子 急驚風症服藥過雜以致虚弱将成慢驚者服此丸愈後用安神丸收功

白附子 二兩整的用井水浸漲切粗片後再用井水浸二十一日每日换水滿期取起晒乾爲末用三錢二分

川南星 二兩整的用三錢二分製同前

大半夏 二兩整的用一錢二分製同前

川烏 五錢整的浸漲後去皮尖製同前用八分

生薑 二兩整的洗淨泥土擣爛井水透出汁用瓷布濾去渣再將薑渣又透汁二遍其薑渣不用只用澄下薑汁後去上面水取薑粉晒乾爲末用八分如是乾薑切片磨爲末

明天麻 切片爲末用八分

直殭蠶 擇直者爲末用八分

全蝎洗去鹽用火焙脆莫傷火為末用八分

右俱生用。為細末。薑汁和麵糊為丸。如梧子大。大些兒每服五七丸。小丸如菉豆大。小小兒每服三分。此丸專治小兒虛弱驚風。或自汗下。或自瀉利。或服瀉驚痰藥過多。以致虛弱。將成慢驚者。服此丸即安。且不特可治小兒急慢驚風。凡男婦三十六種癲症。服二三十丸俱效。用

藥湯頭開後。

一急驚風。用薄荷湯下。

一慢驚風。用黃芪人參白芍甘草煎湯下。

一癲癇症用薄荷湯下。

一偏正頭瘋用川芎湯下。

一撮口臍瘋用薄荷湯下。

一遍身流痰用細辛湯下。

一痰核用夏枯草湯下。

安神丸。小兒驚風既退，神魂胆志未定，用此丸安神收功。

白茯神一兩乳蒸　肥遠志一兩甘草水泡去骨　麥門冬八錢去心　淨棗仁五錢去殼微火炒爆　石菖蒲二錢　明天麻二錢　大粉草二錢　好琥珀五分

右為細末，煉蜜為丸，如皂角子大，用明硃砂為衣，每服一二丸。燈心湯下。

異功散

治小兒泄瀉，未成慢驚、慢脾，預防湯藥。

人參三分　白朮炒　茯苓　木香生磨　橘紅　甘草

右合白水煎。薑棗為引。此藥溫中壯胃，療虛最治小兒病後脾虧，吐瀉不止，飲食不思等症。

活命丹劑

治小兒慢驚風、慢脾風二症，先用此丸，後用煎

真血竭八錢，要用上好真的　乳香六錢，去油　沒藥五錢，去油　明硃砂一錢　真麝香五分

已上俱為細末，外用真蟾酥一兩，研爛，用人乳化酥，共煎藥為丸，如小粟米大，葱白煎湯送下。嬰兒

只服七粒。孩子只服九粒。兼治婦人產後風。只服一分。俱不多用。

觀音散。治慢驚風神昏泄瀉諸症。先服前活命丹。

人參五分另蒸汁入藥　白朮五分炒　黃芪八分炒　製附子五分　茯苓一錢　山藥一錢　扁豆五分炒　棗仁八分炒　麥冬六分去心　川貝母五分去心為末另泡　川黃連三分炒　羚羊角五分水磨入藥　天麻五分　鈎藤六分

右合一二劑。煨薑一片為引。

甘露飲。治慢脾風病傳至此。危篤之症也。先服活命丹。次投此方。專治昏睡泄瀉痰涎潮熱等症。

人參五分另蒸汁入藥　白朮八分土炒　黃芪八分炒　製附子七分　茯神

一錢 棗仁一錢炒 麥冬一錢去心 柯子肉五分炒 白豆蔻去殼五分 製

南星八分 川黃連五分炒 石菖蒲三分 明天麻六分 好琥珀三分

為末泡 辰砂三分為末

右合一二劑。薄荷燈心為引。

牛黃清心丸 專治慢驚風、慢脾風。效驗良方。

牛黃一錢 人參一錢黃炒 蒲 白朮一錢五分 茯苓一錢二分 製附子二錢

官桂一錢七分 川芎一錢二分 當歸一錢五分 桔梗一錢二分 柴胡一錢二分

麥冬一錢五分 山藥七錢炒 乾薑一錢二分 大棗十枚 杏仁去皮尖淨一錢

二分 白蘞七分 防風一錢五分 川黃連一錢薑汁炒 黃芩一錢五分 犀角

用角尖二錢五分　羚羊角用角尖一錢　明雄黄八分　麝香一錢　龍腦五分

神麯二錢五分　甘草八分

右共為細末，煉蜜為丸，如芡實子大，用赤飛金一百張為衣。每服二錢，竹葉燈心湯下。

定風丹　治小兒驚風癡熱、客忤、天釣、口噤、痰迷，或嘔吐及臍風等症，俱神效。

膽南星一兩製者佳　九明天麻三錢火煨　白附子一錢五分薑汁炒　硼砂二錢　青礞石一錢五分火煅　天竺黄四錢　真琥珀三錢另研細末　辰砂二錢

明雄黄二錢　麝香三分

右俱為細末，煉蜜為丸，如芡實子大，金箔四十張　硃砂

二錢水（飛過）共加於外為衣。每服一丸。用薄荷鈎藤竹葉（煎湯化下）

湯化送下

鈎藤飲。治小兒天吊驚風抽掣。

鈎藤鈎一錢　犀角（五分，水磨入藥）　廣木香（五分，水磨入藥）　天麻（七分）　殭蠶（七個，炒）　全蝎（五個）　陳皮（五分）　半夏（七分）　甘草（四分）

右合二服。生薑一小片為引。

製川附子法（前治驚風方内所用製附子，照依此方製法可用。如買藥舖中現成者，不可用）

川附子（整的一個，滚水泡去皮尖）　生薑（一兩，切厚片）　黑豆（二勺）

右三味同炆水乾。又加水炆。自早飯後炆至午。取出附子。切一薄片。看附子中有一豆大樣的白心。方取出附子。切片晒乾為末。入藥同用。如附子心無白。則性過無力。如白太多。則又令人麻。須炮製得宜。其薑豆傾之不用。

癖疾論

夫癖疾者有南北地位之分。南方土薄水弱。飲食軟柔。易於尅化。此癖疾所以少也。北方土強水厚。飲食堅硬。難於運化。癖疾所以多矣。且小兒脾胃柔脆。臟腑嬌嫩。況為母者。不能調護。不問鹹酸肥甘之味。瓜

菓生冷之物。糍粽濕麵。煎煿油膩之類。順兒所欲。食
之過多。傷損脾胃。脾胃既傷。不能消化水穀。則停滯
而為熱矣。發熱既久。則耗傷元氣。元氣既虛。則其血
停滯不散。留於胸脇之間。遂凝血塊。癖塊者僻於兩
脇。痞結者否於中脘。皆因生冷停滯而成。居於皮裏
膜外。不能動移。始則形如錢大。發熱日長。如龜如蛇。
如猪肝肺狀者。如横木者。盃盤者。如拳掌撞胸者。長
短大小之不同。内有血孔貫通。外有血筋盤固。其筋
直透背脊之下。與臍對之。見動脉之處。是癖疾之根。

起病之源也。且夫人之一身。血脉流通。晝夜不息。一週流至此。其血則貫入筋內。由筋入孔。由孔入癖。癖得血養。漸漸而長大。邪得血助而盛矣。於是正氣衰而血與枯。發為潮熱諸症。或頭出虛汗。或胸前項下跳動。或肚大青筋。毛焦髮豎。或面黃肌瘦。四肢消枯。淹延日久。有變為牙疳口臭。宣露出血者。有面腫大者。口鼻潰爛者。肢體浮腫者。腹脹氣喘者。寒熱往來者。似瘧非瘧者。痰嗽喘熱者。衄吐下血者。嘔吐瀉痢者。脫肛下墜者。心腹疼痛者。疝氣偏墜者。皆癖疾毒攻之所致。其攻發之症。豈止此也耶。大抵治此疾者。宜補脾養氣為本。消痰清熱為標。量其兒之壯弱。疾病之輕重。壯而輕者。治標之藥。多於治本之劑。弱而重者。治本之劑。多於治標之藥。此其大畧而言。在醫者省察之。切毋妄治之。

小兒癖疾方

白朮　茯苓　陳皮　半夏製　草果仁去殼　京三稜

莪朮　甘草

右為君加減。開後。

中痞加枳實。　左痞加桃仁檳榔。

右痞加香附青皮。　口渴加烏梅。

骨蒸加胡連。　氣急加沉香。

氣虛加人參。　嘔吐加砂仁。

肚痛加木香。　大便閉加大黃。

大便泄加砂仁。　小便閉加澤瀉木通。

小便頻加益志仁去殼。

又方

使君子一百二十個去殼　核桃肉八兩去殼　真阿魏五錢　真血竭五錢

雞内金五個不見水的 已上五味用水四碗同煮乾陸續食核桃肉使君子其餘三味不必食後將塩半觔炒極熱用布袋裝塩以熨患處每日如是以愈為度

金鉤釣積白丸子 耑治十二種積聚

磁石三錢 急性子五錢去殼即鳳仙花子 水銀一錢唾沫嚼 茶葉製研末 雷丸四錢 蛤粉五錢火上燒過存一半為衣 俱為細末滾水打麵糊成丸如黄豆大將蛤粉細研為衣 先服此丸之後接服紅丸子

金鉤釣積紅丸子 二方并用

磁石三錢 急性子五錢去殼 鉄衣五錢即生鉄落 血竭二錢 硃砂三錢存一錢

錢為衣銀硃三錢存一錢為衣俱為細末。滾水打麵糊成丸如豆子大。硃砂銀硃為衣。用清茶吞下。先吞白丸子二個。停一時。再用茶吞紅丸子一個。少刻胸中欲吐。用鵝毛一根至喉掃其喉。管其積即出矣。後再用琥珀丹補復氣血。患人可吃稀粥三日。其病全愈。

珍珠琥珀丹

珍珠琥珀丹　十二種積氣。服此丹補復元陽。

珍珠五錢腐煮絹包搥碎　琥珀一錢五分醋浸　一直　馬腦一錢五分醋浸一夜　珠砂一錢　白茯苓一兩　生地黃一兩酒洗　蒲黃一兩炒　川芎五錢　乳香一錢　沒藥一錢　血竭五分　俱為細末。每空心服一錢。溫溫黃酒送下。忌一切發物。

千金消癖丸

人參三錢 白朮去芦三錢 茯苓去皮三錢 水紅花子微炒四錢 蘆薈一錢 香附水浸三錢 胡黃連三錢 厚朴薑汁炒一錢 廣木香一錢 廣陳皮去白一錢 檳榔一錢 史君子去殼三錢 三稜醋炒三錢 莪朮醋炒三錢 查肉三錢 麥芽炒四錢 神麯炒四錢 青黛一錢 甘草炙一錢

右共為末。另用真阿魏一錢。同麵水和打糊為丸菉豆大。每服五十丸。米飲湯送下。宜早服補中益氣湯。晚服此丸。間服治之。取效良多。

小兒蟲積

小兒腹生食蟲。由臟不實。脾胃俱虛。多食生冷油膩甘肥之物。節宣不時。腐敗停滯。所以生蟲。夫蟲之爲病。皺眉多啼。嘔惡吐涎。口出清沫。腹中作痛。乍痛乍止。唇口紫黑。肚大青筋。貪食無厭。治法當以追蟲爲要。然追蟲必須月頭初十之內。不宜月尾。則蟲頭向下。用藥追之。蟲不之食。徒然無益。用藥者尚其知之。

追蟲散 預備滾白水。或酒麯湯。或用沙糖調水送藥。漱口。其苦楝根有子者乃可用。無子者不可取。

苦楝根取出洗淨泥土。去梗骨粗皮。**將酒餅一個炆**晒乾爲末。用一錢或八分。

湯傾入茶鍾內。入沙糖二茶匙攪勻。然後將苦楝根末調勻服。每服此藥於月頭。令病児不吃晚飯。五更空心服之。次日打下許多蟲來。余親見此藥取效。不止十餘人。真追蟲之仙方也。本草金鈴子即楝樹子。苦楝根即楝樹根也。

又方　黑牽牛一兩炒為末　梹榔一兩切片炒為末　各等分。取沙糖調二末。用南木香磨汁。另用沙糖調水。攪入木香汁內送下。沙糖所調二末。每歲一錢。如服一兩者。作二三次服完。仍要月頭。令患者不吃晚飯。五更空心服。次日有蟲打蟲。有積打積。非若苦楝根單只追蟲。不能兼用。審實蟲積。前方可用。如或認症不真。或蟲積。肉積。食積。菓積。皆在疑似。此方主之。余見此方取效多人。追蟲打積之方。無踰此方。

凡小兒蟲積之症。如係吃過打蟲之藥。及蟲下後。急服健脾固本之藥。免生他症。健脾丸。肥兒糕。各方列于後。

小兒疳積

小兒冷熱疳積。紅白瀉痢。或飲乳多而傷脾胃。至於乳食不貪。肌體瘦弱。或傷風咳嗽。潮熱不退。變成急驚。吐瀉不止。轉作慢驚。或好吃泥土。米谷不化。或大小便閉塞不通等症。用青黄和合丸。皆能治之。有疳積傷眼者。有皮黄腹大者。有肚大青筋者。種種不一。各方依次列焉。

青黄和合丸。二方并用

青丸用青黛五分 天竺黄五分 水粉一錢炒黄色 滑石一錢水飛過 巴霜五厘巴豆去殼去皮尖去心搥去油成霜名為巴霜 已上麵醋糊為丸。如粟米大。

黄丸用明雄黄一錢五分要通紅明亮如火子者佳 川鬱金一錢五分如無用廣

鬱金代之巴霜五厘　已上麵水糊為丸、如粟米大、此藥不拘早晚、照歲數用青黃各一丸、或放粥上、或放乳上、小兒大者量加數丸、或者每服一二分、忌生冷熱物、

治小兒疳積傷眼方

海蛤用火籠一個，下面放些火，中放海蛤數個于火籠內，海蛤上面用火蓋之，不要撥動，火冷取出為末。動火要爆　夜明砂淘去屎土取出，明如魚眼睛者　石決明火煆，亦如煆海蛤法相同

草決明　穀精草　白茯苓　白芍藥　胡黃連

廣陳皮　花青皮　牛蒡子　蒼朮米泔漂去油　厚朴

山查　麥芽　神麯　已上十六味、共為細末、用公

猪肝将篾刀破開。入藥末二三茶匙於肝内。用線札住肝。将第二遍。早米泔炆熟。仍用原湯洗去肝内藥末。吃肝吃湯。去藥渣不用。不宜下塩。炆只可淡淡吃。而肝只要三四兩一塊者。務要好猪肝。瘟猪肝萬萬不可用也。此藥能治小兒府積傷眼。頭起白皮。寒毛豎起。肚大眼黄。口渴潮熱。骨瘦如柴等症。罐内取出藥。乘熱先吃湯。然後吃肝。停一時将肝洗去藥末。再與食之。服至全愈為妙。忌麵食生冷之物。愈後再用補藥。

治疳積眼生翳障方。并治肚大泄瀉。面黃肌瘦神效。

肉果二個 麵包煨 史君子五個 胡黃連一錢 蘆薈一錢 蒺藜一錢 去刺

右藥共爲細末。另用好雞肝一個。加酒漿少許。同搗爛去渣。入前藥末。調勻蒸熟食之。二三服即愈。

治疳積皮黃腹大方。宜吃葷 并治大人黃疸症亦效。但服此丸

大黑棗一觔 水煮去核 陳老米一升 炒爲末 青礬四兩 醋炒 將棗肉搗爛。合二味成丸。如菉豆大。小兒日服三五七分。看兒大小。服至二兩愈。大人黃疸症。日服三錢。服至四兩全愈。

治疳積肚大青筋效方。

白木槿花蕊火烘乾三錢 雞内金即雞肫皮不令見水七錢 二味為細末。每服一錢。另用紫蘇三分。甘草二分。煎水送下。

集聖丸 乾蟾炙三錢 川黃連三錢 川芎三錢 蘆薈二錢 砂仁二錢 橘紅二錢 莪朮煨二錢 史君子二錢 五靈脂二錢 夜明沙炒二錢 木香二錢 當歸一錢五分 青皮一錢五分

右為君加減開後。

一虛弱重者加人參二錢。白朮三錢。去莪朮青皮。

一熱者加龍胆草三錢。去砂仁莪朮。

一吐泄下痢。加白术二錢。煨肉果訶子肉各一錢五分。去青皮莪术。

一瘧疾加鱉甲炙三錢。

一積痛者加煨三稜川楝肉小茴各三錢。去當歸川芎。

一蟲者加白蕪荑一錢五分。川楝肉二錢。去川芎當歸。

各藥俱為細末。用豬胆汁二個。和麵為丸。綠豆大。看兒大小服。米飲送下。此方補不致滯。消不致耗。至穩至安。故有神功。

五府丸 川黃連 蕪荑 神麯炒 麦芽炒 共四味。各等分為末。麵糊丸菉豆大。每服十丸至十五丸止。小児五疳。陳皮煎湯送下。如寒熱往来者。薄荷煎湯下。

治小児五疳。青筋肚大等積。　用不落水雞肫肝一付。安瓦上炙燥不可焦研為細末　內菓三錢麵包煨熟去麵為末　小青草一錢係小葉開小紫花即細辛苗也為末　白芙蓉葉児每一歲用一片為細末　以白蜜調匀各末。于飯上蒸熟。用茶匙挑食。五服即愈。　一方用不下水雄鷄肝一個。銅刀劃如棋子格。将芙蓉葉為末。摻于肝上。以碟盛放飯上。蒸熟食之。至重者服数次全愈。雞髮稀肚大眼膜者奇效。　一方用石燕一對要一雌一雄即一大一小以米醋煆浸七次為度（炒）紅麯一兩揀淨完粒者微炒共為末。
令小兒同飯食。或并菜味食。不拘空口食之亦可服
至數日見效以漸而愈為度。

治小兒乳積方。香附（炒）五錢　砂仁　陳皮（廣陳）　三稜
莪朮（醋炒）　神麯　麥芽（各二錢五分）
右為細末。麯糊為丸。如蔴子大。每服三丸。滾白水下。

治小兒食積單方。名芫花丸。專治積食氣脹。大小便澁閉等症。
淨芫花四兩醋泡炒乾。又晒乾為末。仍用好滴醋米糊為丸。如梧
子大。每服十一丸。如為末。每服一錢。湯引開後。

食積飽脹，俱用薑湯下。大小便不通，白湯下。倍用藥

水腫，薑皮湯下。心氣痛，艾葉湯下。

小兒健脾丸　小兒蟲積疳積愈後，當健脾固本為主，宜用此丸，或用後方肥兒糕。

不油白朮五兩，切片，米泔水漂一日夜，晒乾，用壁土炒。潮州枳實二兩五錢，切片，米泔水漂一日夜，用麥麩炒。懷山藥一兩，切片。白茯神二兩，去內木，用乳汁拌蒸晒乾。遠志肉二兩，甘草水泡，去骨。廣木香三錢，切片，生用。廣陳皮一兩，水浸，洗去白。大半夏五錢，薑炆透心，切片，晒乾。山查肉淨一兩。陳麥芽七錢，略炒。六神麯一兩，白造者佳。粉甘草二錢，切片。

右為末。早米糊為丸，梧子大。每服空心米湯下五七十丸。

小兒肥兒糕。　建蓮子去心四兩　山查肉去核四兩　白茯苓雲苓二兩
懷山藥二兩　芡實肉二兩　已上為末。用白旱米二斗為粉。或白糖。或砂糖。蒸為糕。任意服。如欲為羹服。每用糯米半斗為粉。臨用。每早用鮮猪油。及淮塩少許。藥與粉同為羹吃。如半酒鍾藥。用一酒鍾粉調之。服後悅肌膚。潤顏色。不特小兒服此得效。男婦病後瘦弱服此而竟肥胖。吾親見人取效多多矣。　一方加薏苡仁二兩。共為末。另用白旱米一升。白糯米半升為粉。調藥末。加白糖蒸為糕。食（吃）。或用白糖湯調服。俱妙。

小兒消食常服妙方。六神麴炒 陳麦芽炒 共為末。

每日白滚水送下三次。小小兒每次服一茶匙。

八製六一散。小兒用熱天暑天用此散、真神效良方、

滑石二觔。澄極細末。製法開後。

一製用山查一两 麦芽一两 神麴一两 水五碗。煎至三碗。去

渣。浸滑石晒乾。

二製用香附二两 陳皮一两 青皮一两 如前煎製。

三製用白頸蚯蚓一两 真沉香二錢 黄檀香二錢 廣木香二錢

青木香二錢 如前煎製。

四製用童便三碗乳汁一碗葱汁一碗摻入滑石内晒乾。
五製用百草霜二兩石膏二兩水五碗。煎至三碗。去渣浸
滑石晒乾。
六製用當歸身一兩大川芎五錢胡黄連三錢如前煎製。
七製用酒麯四兩烏藥二兩蒼朮三錢薑汁一盞如前煎製。
八製用防風三錢明天麻三錢白附子三錢殭蚕三錢蟬退三錢
薄荷三錢如前煎製。已上各製畢。聽用配法。每用
製滑石一兩配甘草末二錢琥珀末一錢硃砂三分雄黄三分金
箔不拘共為末。百沸湯調下。大者服四分。小者服二分。

右藥專治小兒發熱驚風。吐瀉食積。疳傷肚痛。諸般
病症。無有不效。有此一散。夏天治兒。諸症盡此矣。
小兒走馬牙疳湯藥方。川貝母五分為末 川黃連三分 前胡
四分 防風五分 連翹五分 桔梗五分 生地五分 薄荷五分 煅石膏三分
甘草二分 合二服。燈心引。
又方 蘆薈 羚羊角用尖 銀柴胡 川黃連 牛旁子
元參 桔梗 升麻 山梔炒黑 薄荷 石膏煅 甘草
右合二服。淡竹葉十片引。食後服。
外用吹藥搽藥。方列於左。

走馬牙疳吹藥方。初起者并穿腮破唇皆治。加黄珠奥石

人中白二兩煆紅 兒茶一兩 黄栢六錢 薄荷六錢 青黛六錢 氷片五分

右為極細末。先用温湯漱淨。吹藥疳上。每日吹藥六七次。涎從外流為吉。涎毒内收為凶。

走馬牙疳搽藥方。極爛者加牛黄珍珠青荗去黄柏銅青棗肉并去毒

人中白一錢五分火煆 熊膽一錢 黄栢五錢 青黛二錢五分 氷片二分

右為極細末搽疳上。一方用鷄内金燈火上燒存性 銅青 麝香五分 共研細末。米泔水蘸藥繳口及牙上。其藥莫令嚥下喉去。内有銅青。一方用白茄根火燒存性二錢

五十六

硼砂一錢煅過　冰片五厘　共研極細令勻。搽爛處。日二三次。
并治口瘡亦甚妙。
小兒生乳蛾湯藥方（或至閉塞）
防風五分　膽南星五分　川黃連炒三分
川貝母五分為末生泡　牛旁子五分　玄參五分　桔梗五分　淨連翹五分
赤芍藥五分　生地黃五分　枳實五分　甘草二分
右合二服。竹葉燈心引。
小兒生乳蛾吹藥方。或至閉塞咽喉者此方同治
白礬二錢五分打碎。取大黑蜘蛛一個同礬放于鉄杓內。用火熬至礬枯蛛黃。方取出為細末。以筆管吹入喉中。即愈。

乳哦閉喉敷藥方。熊膽五分 膽礬五分 廣木香二分 三味為末。另用翻木鱉子一個去殼 磨水以鵝翎毛蘸藥調敷于外面。二三次愈。

小兒丹火毒

凡小兒一切丹。皆由風毒在於腠裡。熱毒搏於血。蒸發其外。其皮上熱而赤。如丹塗之狀。故謂之丹也。巢氏曰。火丹往來如傷寒。赤著身而日漸大者是也。經云。赤紫丹瘤。皆心火內鬱而發。赤如丹砂。心主血而火性熱。血熱相搏。陰滯於陽。即發丹毒。心火寒則痒。心實熱則痛。自腹生出四肢者易治。自四肢生入腹者難療不愈。則肌肉壞爛。若毒氣入腹。則殺人矣。

小兒丹毒十種。總名赤丹。

一曰飛皂丹。頭項腫起 用生葱搗汁敷

二曰古竈丹。頭上腫起 用赤小豆末鷄蛋清調敷

三曰鬼火丹。面部腫起 用灶心土鷄蛋清調敷

四曰天火丹。背上赤腫 用桑白皮末羊油調敷

五曰天皂丹。兩背赤腫蔕黄 用梛木灰井泉水調敷

六曰水丹。兩脇虛腫 用碧雪散鷄蛋清調敷 方列後

七曰胡火丹。臍下黃腫用梹榔末醋調敷

八曰野火丹。兩足赤腫用乳香末羊油調敷

九曰烟火丹。兩足赤發白點用猪槽邊土蔴油調敷

十曰明漏丹。從陰腫起用屋上瓦邊土羊油調敷

治丹毒湯藥方。小兒丹毒非一此方通用神效

川芎　當歸　赤芍　生地　獨活　白芷　升麻

黃芩　木通　熟大黃一錢酒蒸三次　玄明粉　青木香

金銀花　甘草　合三劑白水煎溫熱服。

百一解散。治丹毒諸火表藥方

漢防己　玄明粉　天花粉　鼠粘子　犀角尖
當歸尾　生地黄　熟大黄　黄芩　甘草
右合二貼水煎，燈心引

犀角解毒飲。治赤丹紅腫遊走遍體壯熱不安
牛旁子四錢微炒　荆芥穗一錢　防風一錢　黄芩一錢　犀角尖剉末五分
甘草五分　水煎時服屢效。

碧雲散。治一切赤丹敷藥方。用哆囉墨此物難得者百草霜代之
百草霜即鍋底煤取城外人家燒百草者佳　青黛　寒水石　芒硝
牙硝要傾銀店内提淨之硝　石膏　甘草各等分

右共為細末。用雞子清調敷。或用白蜜調敷。

小兒赤遊風單方。芒硝一兩。滾湯一茶杯。溶化塗患處即止。若不速治。遊走至心。毒氣入腹。則難救矣。

小兒生瘡類癬瘡相似

此瘡發於百朝一週之內。稟母胎毒而發。瘡連脊背。出水作痒。沾衣濕被。頭結厚痂。發而又發。毒氣出盡。自然漸愈。萬不可用藥搽洗。即如蔴油桕油香油燭油并花椒苦茶米泔水等搽洗。槩不宜用。勿輕試兒戲。雖此微搽洗之藥。亦能受害。犯着多致傷命。倘瘡乾入內。即生熱結核。痰症作喘。腹脹驚風。或頭項紅腫。其症相似。外感實係內毒相搏相攻。法用生荸薺去皮。每次用十数個搗汁。徐徐飲之。若咳嗽者反涕淚者輕、瘡毒復發者、等餘毒發盡自愈。只可平日用清水溫水洗無妨。若瘡盛者。必常服金貝解毒丸能清熱化痰。消解其毒也。

金貝解毒丸。

金銀花二兩 川貝母二兩去心 共為細末蜜丸。每丸重一錢。每服一丸。滾水送下。

乳母戒忌葱蒜薑椒。火酒牛羊肉發物。

小兒滿頭生紅泡瘡方。薑汁三錢葱汁三錢牛膠三錢三味煎成膏。後加入麝香五厘冰片五厘放在三膏内攪勻將青布攤上膏貼之即愈。

小兒腎囊紅腫。類膀胱偏墜初起方。羌活 柴胡 小川芎 赤苓 枳實 青皮 木通 吴茱萸 木通 蟬蛻 甘草 合二劑燈心竹葉引

小兒腎子腫硬方。并治偏墜膀胱疝氣。

金鈴子即川楝子八分 茯苓五分 枳殼五分 青皮六分 檳榔五分 廣木香五分 三稜五分 莪术三分 小茴六分炒 合二貼薑引。

小兒腎子腫硬敷洗方。先用生葱花椒煎湯。洗于避風處。後用蚯蚓焙乾為末。唾沫調敷。要避風。不可令兒坐冷地下。

小兒囊腫敷藥方。（或腫大如升。囊大放光。）

甘草煎汁。蚯蚓焙乾為末。和勻塗敷。立退屢效。

小兒外腎腫大。陽物透明方。

左牡礪二錢　乾地龍一錢

右共為末。口涎調敷。如熱用鷄子清調敷。

小兒外腎焮赤腫痛。不日退皮。如卵殼。愈而復發方。

老松樹皮（燒灰）　水粉（研細）　麻油調搽即愈（愈）。

小兒坐地風吹或蟲呵氣小便腫方　白术　茯苓
豬苓　澤瀉　甘草　燈心引水煎服　外用蟬退
二錢煎水洗再溫再洗

小兒大人陰囊玉莖紅腫痛極方　淮鹽炒脆令病人坐
定將巾布兜炒鹽包陰囊玉莖其紅腫自消

小兒陰囊生瘡疼痛出水方　先用花椒荊芥槐枝柳
枝蛇床子各等分煎湯候溫洗日三五次洗淨拭乾
後用朴硝為末雞子清調敷　一方先用生蔥花椒
煎湯洗後用兒茶五錢五棓子五錢膩粉少許共為末麻油調敷麻

油調敷。

小兒脫肛方 因久患瀉痢所致。

用生葱煎湯熏洗令軟送上。一方用五棓子末敷而頻托入。或煎湯洗之亦可。一方用大田螺三個井水浸四五日。去泥用黃連細末入靨內。俟化成水。先以濃茶洗淨肛門。將鷄翎蘸螺水掃之。永不再脫。

小兒每夜遺尿方 用猪小肚即猪尿胞一個。將杜仲填滿肚內。煮熟去杜仲。吃三五個即止。

止吐乳方。 白豆蔻十四粒 砂仁十四粒 甘草生用二錢 炙用二錢右共為細末。常摻入兒口中即止。若直出不停留者。

用炒麥芽三錢橘紅一錢丁香三分水煎服立止。

止日啼方

用牛黃末五厘辰砂水飛過五厘塗兒舌上立止。

止夜啼方

用蟬退下半截為末一分薄荷湯入酒調下。立止。

滋善堂瞭然集雜症卷之三目録

頭

眼

耳

鼻

舌

口

手

鬚

紫陽真人濟世仙丹

滋善堂瞭然集雜症醫方卷三

遼陽劉禮敬若思氏校輯

頭痛頭風

夫頭者諸陽之所聚也切忌妄用鍼火頭痛頭風為二門然病情一也但有新久去留之分耳淺近者名頭痛其痛卒然至易於散解即安也深遠者為頭風其病作止不常愈後遇觸復發也皆當驗其邪所從來而治之蓋頭象天三陽六腑清陽之氣皆會於此三陰五臟精華之血亦皆注於此於是天之所發六

淫之邪人氣之變五賊之逆皆能相害或蔽其清明或瘀塞其經絡是為病矣頭痛之疾有火風痰熱實虛又有偏正頭風之症惟婦人患頭痛頭風甚多受病各異大抵以追風降火為主其傷寒六經亦有病頭痛者各循其經絡而治焉

頭痛初起方 世無真頭痛之症若係真頭痛者其害甚速朝發而夕死夕發而旦死無藥可療也

羌活 槁本 蘇薄荷 蔓荊子 北細辛 川芎

白芷 荊芥用穗 廣陳皮 製半夏 甘菊花

右合一二貼薑引 第二服去羌活

頭風方 男女幷治 當歸 川芎 白芷 槀本 懷生地

蔓荊子 荊芥穗 羌活 天麻 廣陳皮 橘紅

北細辛 甘菊花 合二三貼薑引

發散表藥方 名蘇葛散 紫蘇 粉葛根 宜多些 羌活 防風

川芎 白芷 薄荷 甘草 合一貼葱白引服過

此方再服後方二三貼愈矣 防風 荊芥 川芎

白芷 天麻 殭蠶 貝母 五分 玄參 黃芩 薄荷

蔓荊子 石膏 甘草

頭風痛甚方 川羌活 五錢五分 北防風 二錢五分 廣陳皮 二錢五分

製半夏四錢 小川芎四錢 香白芷四錢 明天麻四錢 川槁本三錢
漂白朮四錢 白茯苓五錢 北細辛二錢 白附子三錢 鍾乳粉四錢
粉甘草一錢五分 已上分為五貼薑引半肌服多服以愈為度

頭風方并治眼風

家菊花一兩五錢 蘇薄荷一兩五錢去梗 細辛一兩二錢
北防風一兩五錢去蘆畧炒 川芎一兩二錢 石膏一兩五錢火煅 甘草三錢
右為細末每食後清茶調一二匙服

神效治頭風丸藥 香白芷二兩 明天麻五錢 将二味炒
過為末用公猪腦髓蒸熟為丸梧子大每早酒吞三
五十丸藥盡痛愈不愈再製一次服定然斷根而愈

頭風膏子藥　虎骨鹿骨二味熬膏每以熱黃酒冲服

五錢以愈為度

九製大黃丸　錦紋大黃十觔切成厚片

一次用藁本煮汁浸大黃一日夜令透用柳木甑蒸

三炷香取起晒乾已後八製俱做此

二次用車前草煮汁

三次用甘草煮汁

四次用松柏葉煮汁

五次用桑葉煮汁

六次用米泔水
七次用白酒釀
八次用老酒
九次用米醋如法九製爲細末水跌成丸梧子大每
服一二三錢至五錢開水送下小兒服五分至一錢
止嗽治痰火頭痛火眼赤痛巔頂皮痛大寒犯腦痛
痛連齒頰此丸瀉肺除濕清利小便行瘀導血消食
破積清熱潤燥蕩滌腸胃推陳致新一切有餘之症
皆可服之氣虚者勿服

小兒搐頭 錄準繩書

肝風搐頭諸方不載鄭都丞子患七年搐頭三年下血已服百餘方前後所服治搐頭者無非風藥止血者或作痢或作腸風百藥無效後用清肝益胃丸只数服而愈搐頭即止十餘日後血止而下白膿遂得以安後又有沈舍人子患搐頭病照方服亦驗

清肝益胃丸 出準繩方

防風五兩 羌活五錢 黄芪五錢 白芍五錢炒 瓜蔞根五錢 麻黄去節一錢 鈎藤鈎一錢 犀角屑五分 蛇蛻皮二尺炙赤 甘草五分

右為細末棗肉同米糊為丸每服四錢薄荷湯下

眼論

且夫天有日月以照臨四方人有兩目以遍觀萬物是之兩目者為人身之一大日月也日月有明容光必照眼目神全秋毫必察矣然日月有時而晦暝亦猶眼目有時而昏暗也一身之中為目最貴日月之精華繫焉臟腑之精氣藏焉眼為病豈可忽乎哉但患眼者其間種類頗多七十二般症候所治得者不過迎風流淚翳障昏花爛弦風眼努肉攀睛紅筋腫痛

怕日羞月倒睫拳毛時行赤眼至於滿天白障青黑垂簾蠏瞖侵睛青盲翳障縱有神丹終難點治但可恨者庸醫下士於可治眼疾妄用鍼刀謂能去疾病者不審醫者妄行遂使雙矅失明者多矣彼妄用鍼刀者其罪惡固不勝誅而任受鍼刀者其庸愚亦不足惜也外治無過於點丹內治莫善於服藥內外交攻厥疾乃瘳但人病有淺深體有厚薄人有南北症有寒熱故患眼者或為風寒所傷或為七情所傷或中風寒熱毒或為酒色所躭致使眼中受病且五臟

分五輪八卦分八廓五輪者肝屬木曰風輪在眼為烏睛心屬火曰火輪在眼為二眥（大眥赤者心之實，小眥赤者心之虛）脾屬土曰肉輪在眼為上下胞肺屬金曰氣輪在眼為白睛腎屬水曰水輪在眼為瞳子至若八廓無位有名膽之腑為天廓膀胱之腑為地廓命門之腑為水廓小腸之腑為火廓腎之腑為風廓脾之腑為雷廓大腸之腑為山廓三焦之腑為澤廓令人不分此理凡遇眼疾止以寒凉之藥利其内熱洗寒凉治其外俱作風熱一途而療之余考眼疾有風熱熱障有風濕霜月冒露冷障有氣鬱上壅攀睛努肉有痰火上升有父子傳注有一家風弦如此数端難作風熱一途而療若係風熱熱障當行寒凉倘若陰虛火動槩以寒凉之劑損其陰血遂致失明誰職其咎遇此者不可不辨也余考治療之法風熱熱障脉浮弦數赤腫而痛者為實熱當清凉散利之風溼脉浮微濇腫痒多膠泪屬虛寒宜以養血温凉之氣熱上壅脉弦而沉痒而澀痛當以順氣温凉之痰火上升脉弦而滑當以降火清凉之陰虛火動虛陽上攻眼不奈

視宜以滋陰補益之至如北方之人體厚且臥炕受熱熨服二藥宜涼忌熱若乃南方之人體弱或受濕屬寒服熨二藥先涼後熱不特此也又有富貴之家食辛味恣酒色貧賤之人受風寒傷憂愁患眼不一治眼者亦宜多端以變通之可也大約治之之法始焉當清涼之繼焉當滋補之審其虛實當其補瀉所謂醫不執方可脫矣合宜而用為妙也

眼疾初起表藥方或紅腫或風寒四季通用

羌活一錢 防風一錢 柴胡一錢 赤芍一錢 白芷一錢 蘇葉一錢 細辛

八分 廣陳皮一錢 製半夏六分 木通一錢 蟬退一錢 甘草四分

右合一服薑二片引

眼疾初起發散方 一切紅腫沙澀等症

防風　柴胡　蘇葉　羌活　白芷　赤芍　枳殼

檳榔　木通　蟬退　木賊　甘草

右合一貼薑引

時眼初起發散方 一切時行赤眼表藥

防風　荊芥　羌活　紫蘇　薄荷　赤芍　柴胡

白芷　枳殼　蟬退　木賊　甘草

右合一劑薑引

時行赤眼發表方 一切腫澀等症

羌活　柴胡　白芷　川芎　赤芍　荊芥　防風

薄荷　青皮　枳殼　細辛　甘草

右均合一貼薑引　已上四方之中擇其一方服之一

即可退熱消腫消腫如或未愈或紅痛不退後列裏

二劑即可退熱未全

症諸方及四以擦洗各方合宜而用用

外治各方合宜而擦用焉

目痛目腫裏藥方 沙澀紅膜等症服過發散之藥未愈者可服此方

川黃連　白蒺藜　防風　荊芥　白芍　歸尾

蔓荆子　白菊花　柴胡　白芷　木賊　甘草

右均合二三貼燈心引

紅痛紅腫沙澀多淚方

時得眼疾紅腫沙澀紅痛多淚方

柴胡八分　白芍一錢炒　生地一錢　丹皮一錢　連翹一錢去心　荆芥一錢

檳榔八分　枯黄芩八分炒　山梔仁五分炒　蜜蒙花八分　穀精草一錢　木賊草一錢　甘草五分

右合三四貼竹葉燈心引

洗肝明目散　治目赤腫脹沙澀熱淚等症

柴胡　川芎　歸尾　防風　菊花　山梔子炒黑七分

枯黄芩　蜜蒙花　龍膽草　草决明　甘草

右合三劑竹葉燈心引

芍藥清肝散治時行眼疾目痛緊澀羞明熱淚紅筋翳膜等症

白芍　赤芍　柴胡　防風　荊芥　薄荷　青皮

蒼朮漂　懷生地　山梔仁　熟大黄　石膏煅　菊花

右均合二貼白水煎服

桑白皮散治時行眼疾肺熱鼻塞白睛腫脹疼痛煩燥等症

桑白皮　黑玄參　川羌活五分　旋覆花　甘菊花

白芍　黄芩　枳殼　桔梗　升麻　杏仁十個去皮尖

木賊　甘草

右合三劑燈心引

加味四物湯 治時行火眼良方

當歸酒洗　川芎炒　赤芍　生地酒洗　防風　荊芥　連翹去心

白菊花酒洗　谷精草　龍膽草　蟬退去頭足　甘草

右均合二三貼白水煎

半服半洗方 治時行火眼頭痛生翳

紫蘇　薄荷　桑白皮　白菊花　谷精草　甘草

如頭痛加蔓荊子　有翳加木賊草

右合二三劑白水煎服一半留一半洗眼

紅腫火眼初服方 因大便結故用此方使下行之法自能退火消腫

羌活五分 防風五分 川芎五分 歸尾酒洗五分 赤芍六分 連翹去心八分

黃連酒炒五分 薄荷五分 梔子炒黑五分 大黃生用一錢五分 石膏煅五分

甘草三分

右合一劑白水煎

火眼次服方 服過前方下行之後隨用此方

黃連酒炒五分 黃栢酒炒五分 黃芩酒炒五分 梔子炒黑一錢 連翹去心五分

生地五分 歸尾五分 杏仁去皮尖研五分 防風五分 蟬退去頭足三分 金

銀花三分　甘草二分
右合二劑白水煎熱服
加味地黃湯服過前二方愈後再服此方三四劑以補之
大熟地一錢　懷山藥七分　白茯苓六分　山茱萸七分　粉丹皮六分
巴戟天八分　甘菊花七分　牛膝酒洗五分　澤瀉六分　羌活三分　防風三分　甘草二分
右合四劑白水煎溫服
火眼洗肝散　治眼中熱淚紅筋腫脹沙澀翳膜等症
當歸　生地　赤芍　丹皮　連翹　蘇葉　紅花

荆芥穗　青葙子　草决明　木賊　蟬退　甘草

右合三貼燈心引

龍胆瀉肝湯　治肝火熱淚脹痛

龍膽草　澤瀉　生地黄　白芍藥　枯黄芩

全當歸　北柴胡　川木通　車前子　山梔仁

炙甘草

右合二三劑白水煎食遠服

眼皮腫爛　紅腫障澁瘡瘼等症方

川芎　當歸　赤芍　生地　柴胡　防風　天麻

川連　黃芩　密蒙花　木賊草　甘草

右合三貼燈心引水煎溫服

治火眼方　發散後紅腫淚澀如故用此方

歌曰

歸尾赤芍懷生黃　防風桔梗及青葙
元參葶藶蔓荊子　黃芩甘草等分強
為末二錢水一盞　藥罐煎至八分嘗
癢痛黑豆燈心共　翳膜柴胡一味良
昏蒙麥冬為最好　黃連乃治赤筋傷

火眼山梔淡竹葉　還睛散服是仙方

還睛散　當歸尾　赤芍藥　生地黃　北防風
桔梗　青葙子　黑元參　葶藶子　蔓荊子　枯
黃芩　甘草　已上均合白水煎食遠服加味開後

一眼作癢加黑豆一撮　一眼作痛加燈心數根
一翳膜加柴胡　一昏蒙加麥門冬
一大眥赤加黃連　一紅赤加山梔仁淡竹葉

洗火眼風眼良方　此方常用屢效。一方加羌活。去明凢　甘草。杏仁。用一錢。其餘各二分。甚効　膽凢五釐

真川連五分　防風八分　荊芥八分　歸尾八分　杏仁七個去皮尖　甘草

三分膽礬一分明礬三厘

右合一二劑水鍾半煎一鍾乘熱先熏後洗甚妙

洗火眼方　黄柏　黄芩　連翹　梔子生　用天花粉

防風　歸尾　枯礬各等分　水煎露一宿洗

洗一切熱眼方　及初起火眼一洗即愈

馬齒菜又名馬齒莧一名瓜仁菜取二三根去泥洗淨搗爛入生

白礬五分用井泉水二鍾先浸透馬齒菜再放礶内煎熟

取汁刷眼上立時止痛次日紅腫頓消日刷二三次

治火眼乳製黄連方　川黄連三分切片用人乳拌濕不

可太湿只要粘住得鍾子為止将湿黄連放茶鍾内令連粘住鍾底用瓦一片艾三丸如弾子大将一丸置瓦上火燃之将連鍾覆於瓦上令艾烟薰之連薰三丸将連鍾子入水少許蒸出色鴨毛刷入眼中数次愈

點火眼白雲丹

菉豆粉生菉豆不拘多少用擂鉢擂成漿絹巾包住冷水淋下汁去澄定取水内澄的粉晒乾為末其渣悉傾之不用用乾粉末一兩　硼砂一錢　手硝一錢炒過　熊膽三分箬葉烘為末　四味合匀磁罐收貯點熱眼神效

一方　炉甘石不拘多少用傾銀罐二個一盛一蓋貯火爐内周圍上下用炭塞架煆至二罐俱紅為度

取出炉甘石安地上一夜去火毒為細末每石末一錢入生硼砂生海漂硝各三分氷片一分再共研極細極匀磁礶收貯不論十分腫痛火眼臨臥時用少許點眼角睡一夜次日臨睡再點二日全愈

青紅膏專治火眼奇效良方

青礬数两要上好綠色的染布坊用者是也小紅棗子百餘個揀好的用其破爛乾枯者去之水洗晒乾去核聽用将青礬填滿去核紅棗内外用苧蔴綵扎任打活結不可打死結以便解取取早米半斗或二三升入長流水於鍋内煮之待至米燦開了将

要成飯樣即将小杓撇起米飲湯另放一盆子内以
留後用其鍋中飲湯留與米飯相平畧高些些亦可乃
将礬棗放米飯上蒸煑一放完礬棗即将鍋蓋蓋之
周圍以湿透布手巾圍住毋令蓋邊周圍出氣鍋下
武火煮之聞飯香熟即打滅武火只用鍋下火子燻
蒸之後鍋中飯有爆響聲乃取開鍋蓋将棗子去蔴
一看如礬化盡取起棗子去棗子上的飯陰乾磁礶
收貯聽用如礬末洋盡又将先打起的飯湯在鍋内
周圍一淋不可過多切不可用生水淋入淋後仍用

手巾鍋蓋蓋住再燒起一把柴火仍将原火子燻蒸良久自然內礬洋盡取起礬棗去棗子上的飯陰乾磁礶收貯聽用其鍋中飯不用但先煮飯武火要硬劈柴後取礬棗看未洋礬用武火者用葉柴可也點眼法凡遇患火眼者取井水小半酒鍾将礬棗去蔴盛于水鍾內透出清汁鷄鴨毛刷入眼中一日數次一二日紅退腫消而愈凡刷後即将碗蓋着藥鍾毋令灰塵入內為妙

眼藥膏子治風火二症及迎風流淚爛眼風弦翳膜諸症良方

黑雄羊膽汁白蜜各等分於小盞碗內和勻入切碎
川黃連膽礬二味貯飯上三蒸三晒過細紗羅濾清
汁收磁器中始入氷片麝香二味封固臨用時取用
凡上藥不宜太多初上微痛再上止痛上藥後閉目
靜坐片時藥力可行也每日上藥二三次二三日全
愈矣如胆汁蜂蜜共重二兩每味各二分
已上自洗火眼風眼良方起至眼藥膏子止共八
方俱要先服前列發表湯藥四方之中擇其合宜
者只用一方服一二劑後用洗刷點眼外治之藥

無不立愈非只眼之一症先宜發表除虛症不宜發表之外諸症皆然此一定之理也

迎風流淚乃寒中于目風邪所傷或體虛盜汗用河間當歸湯

白茯苓 當歸身 白朮 白芍 官桂 正川芎

廣陳皮 益智仁 白菊花 北細辛 炙甘草

乾薑 紅棗二枚同煎

右合三五劑水煎服

迎風赤爛熱邪在肝經用柴胡散

北柴胡 北防風 川羌活 赤芍藥 荊芥穗

生地　歸尾　川連炒三分　桔梗　花椒目　炙甘草

右合三劑生薑一片引

爛眼風弦初起發散方

羌活　防風　荊芥　赤芍　薄荷　白芷　黄芩

蒺藜　細辛　勾藤　木賊　蟬退　甘草

右合二貼薑引水煎熱服

又方　防風　荊芥　明天麻　北秦艽　北細辛

生地　丹皮　黄芩　薄荷　蜜蒙花　青葙子

木賊　蟬退

右合三貼薑引水煎熟服

爛眼風弦洗藥方　滴乳香烘　明没藥烘　膽礬　銅青　黄栢　苦參各五分　六味和匀分一半入乳汁同井泉水調于碗内放飯甑内蒸熟取出洗爛處每日洗数次可愈尚存一半如前藥水洗完未愈仍將此藥照前加乳蒸熟洗数次必痊

爛眼風弦搽藥方屡驗　水粉即鉛粉　銅青各二錢　共為末醋調匀不宜太濕調稠些取粗大碗一個將粉青放碗底内又用瓦一片盛燈盞一個以桐油注于盞内點燈

心大火熖薰之良久將碗周圍薰侯乾刮下粉青研末尚有粉青未完及油未乾仍將醋調匀塗碗底內如前薰法直待燈油盡刮下藥末調塗爛處神效

爛眼風弦點藥方 名消清丹

牙硝五錢 青礬一錢 共二味入小銅杓內用黃芩浸水入銅杓內與硝礬共一處其黃芩水亦不用多只要浸得過此二味而已而黃芩渣去之不使入銅杓之內乃將銅杓之藥放炭火上熬化將乾未乾時手提銅杓離火二三寸仍令火氣熏之迨至藥乾了轉黃色

用小刀刮下為末如藥尚有此黑的是傷了火又再將黑藥火上焙脆爲末一同攪勻日久自轉黃色臨用少少加入氷片點爛眼風弦皮及瘋眼作痒時行火眼熱障並皆治之點法但宜點入大眼角不宜滿眼皮俱點如喉中懸壅在上齶居中一名小舌遇火動即垂下即用此丹點二三次即上切不可使針刺刺破殺人

一方用製甘石三錢手硝三錢熊膽一分青礬五厘共為末點愈

青金散 治麻痘二疹眼紅爛流淚女人月瘋眼紅爛流淚男婦頭瘋眼紅爛流淚拳毛倒睫迎風流淚一

切并皆治之　銅青一錢為末　線鷄内金一錢五分即線鷄肶内黄皮取末洗去糠米将瓦焙乾要存性不可傷火放地下去火毒研為末　共二味或各等分亦不妨将二味用絹巾或紬巾包裹如小棗子樣長大以便蘸藥於眼皮外擦取頭醋小半酒鍾將絹包藥入醋罨浸片時又用井水一鍾隨將醋浸過的絹包藥又入井水鍾内浸片時然後擦於瘋眼皮外如乾了再将絹包藥放在井水鍾内浸過再擦每日擦三五次一連如此擦三日即全愈斷根

眼目作癢方　風熱發癢流淚沙澀雲翳等症

防風　荊芥　天麻　薄荷　川芎　當歸　白芷

連翹　菊花　蜜蒙花　枸杞子各二兩　甘草五錢

右藥稱過切片共為細末每服三錢白水煎滚入濃

茶少許同送下

冷淚眼兼有翳膜方　穀精草一兩　防風一兩　羌活五錢

右三味切碎焙乾為細末每早米湯調服二錢服完

翳冷必愈如欲為丸用早米糊成丸每服三錢燈心

湯下

頭風眼方男女并治

羌活　防風　荊芥　白芷頭　蔓荊子　明天麻
川芎　黄芩　北細辛　甘菊花　蟬退　甘草　草決明
甘草
右合二三貼薑引水煎熱服
頭風眼方　槁本　天麻　北防風　北細辛　連翹
蔓荊子　懷生地　舊枳殼　荊芥穗　草決明
甘菊花　蟬退
右合二貼薑引水煎服
頭風疼痛赤火眼　吹鼻散

火硝五錢　雄黃五分　乳香五分　没藥五分　石羔五分　川芎五分

右為細末每用一二分口噙水以竹管吹入鼻甚妙

上清散治因風而致頭痛眉骨眼眶俱痛不可忍者

乳香　没藥各八分同烘去油研　川芎　赤芍藥　蘇薄荷

荊芥穗　川鬱金　芒硝各五分　氷片二分另研入

右為細末每用二分半口噙水將藥末搐入鼻立效

湯藥名驅風上清散治目瘴風熱上攻眉稜骨痛

枯黃芩一錢酒炒　正川芎一錢酒洗　白芷八分　川羌活八分　北防風

秦艽七分　北柴胡六分　荊芥穗六分　蟬退二個　甘草五分

右合二貼水煎服燈心引

子和搜風丸 治風熱上攻眼脹耳鳴鼻塞眩暈咳逆痰涎大小便澀滯

人參五錢 茯苓五錢 天南星薑製五錢 半夏薑製五錢 黄芩酒炒五錢 藁薄荷五錢 蛤粉炒 黑牽牛一兩 庄大黄酒蒸一兩 乾生薑一兩 滑石水飛過一兩 寒水石一兩 生白礬一兩 藿香二錢

右為細末水疊成丸如梧子大每早服二三錢滚白水送下此丸名為搜風其實下實熱痰症也

暑熱侵眼方 加味八正散治眼目赤腫熱淚羞明小便短少

香茹一錢 萹蓄一錢 生地一錢 木通一錢 熟大黄一錢 車前子一錢

瞿麥八分　山梔仁五分　滑石水飛過一錢　木賊一錢　甘草五分

右合一貼竹茹一團燈心一團為引水煎溫服

暑熱侵眼方　清暑益氣香茹飲治眼目腫脹沙澀紅膜等症

香茹　厚朴　藊豆　荊芥　升麻　柴胡　蒼朮

麦冬　連翹去心　赤苓　澤瀉　五味子　甘草

右合二貼燈心引水煎溫服

青風內障方　羚羊湯治目沙澀頭重腦痛風熱等症

人參　玄參　羌活　防風　羚羊角用尖剉末　地骨皮

生地黃　夏枯草　車前子各等分

右合二三貼水煎食遠服

青風内障方 半夏羚羊湯治内障及痰溼攻目

製半夏 羚羊角 川羌活 北防風 荊芥穗

北細辛 山菊花 蘇薄荷 正川芎 車前子

川烏 甘草

右剉劑生薑二片引水煎服

烏風内障方 白附子湯治内障風熱昏濁色黑瘾瘨重霧痰溼等症

白附子 北防風 荊芥穗 川羌活 生地黃

嫩黃芪 白蒺藜 南蒼术 廣陳皮 白菊花

梹榔　木賊草

右合二三貼白水煎食遠服

烏風内障方凉胆丸治内障瘾瘼腫痛

龍膽草　川黄連　荊芥穗　赤芍藥　地茄子

蘆薈　柴胡　黄栢塩水炒　黄芩酒炒　石决明　木賊

甘草

右剉劑竹葉引水煎服

内障目痛方紅絲翳瘼日久不愈陰血有虧用此方

川芎　當歸　白芍　熟地　北防風　荊芥穗

北柴胡　白芷　蔓荊子　山菊花　甘草

右合数貼棗二枚引水煎熱服

內障白翳方羌活退翳散青白癔障日久不愈大便艱澀用此方

當歸　生地　熟地　川芎　白芍　麦冬　黃檗

羌活　血丹参　懷牛膝　茺蔚子　丹皮　知母

甘草

右合五劑燈心引水煎服

內障癔瘼方乃陰虛不能養其心血用此方

當歸　川芎　茯神　遠志肉　沙苑蒺藜　熟地

玄參　金釵石斛　益智仁　五味子　楮實子

茺蔚子　甘草

右合五七劑紅棗二枚引水煎服殷富之家加人參五分另蒸汁入藥

内障翳膜方

少陰君火不行相火代之補其肝母用此方

天冬　麥冬　熟地　山藥　茯神　沙苑蒺藜

五味子　枸杞子　兔絲子　青葙子　白菊花

甘草

右合五七劑紅棗二枚引水煎服富厚之家加人參五分另蒸汁入藥

外障翳膜方

淡紅沙澁白癮

生地　赤芍　丹皮　荆芥穗　穀精草　山菊花
桑白皮　石决明　青葙子　木賊　蟬退　甘草
右合二三貼燈心引水煎溫服

外障翳膜方　紅腫沙澀日晡重

生地一錢　赤芍一錢　丹皮八分　澤瀉八分　黃柏五分鹽炒　知母八分鹽炒
柴胡八分　黃芩一錢　檳榔八分　木賊八分　穀精草一錢　蟬退五個　甘草三分
右合三五劑燈心引水煎服

外障翳膜方　腫脹蓋明

柴胡 防風 連翹 桔梗 黑玄參 枸杞子
茺蔚子 青葙子 五味子 決明子 車前子
密蒙花

右合三五貼燈心引水煎服

外障翳膜方 羊肝退翳丸

黑羊肝一具竹刀薄切碎先要扯去筋膜用新瓦微火焙乾為末不可傷焦 馬藺子一兩酒炒晒乾 草決明半升酒蒸熟搗碎 防風三錢 穀精草三錢 木賊草三錢 黃芩二錢 柴胡二錢

右共為末蜜丸梧子大每晚服三錢滚白水送下

羞明怕日方　決明益陰湯

當歸　生地　赤芍　威蕤　草決明　石決明

天門冬　五味子　山菊花　黃芩　知母　防風

甘草

右合五貼竹葉引水煎服

羞明怕日方　增減六味湯治眼疾日久不愈沙澀流淚翳膜腫脹等症

生地　茯苓　山萸肉　牡丹皮　澤瀉　玄參

當歸　麥冬　山菊花　密蒙花　楮實子　益智

仁　甘草

右合五貼生薑引水煎服

羞明怕日方　天麻退翳散治目昏羞明

天麻　殭蠶　白蒺藜　當歸身　大熟地　白芷

赤芍　菊花　密蒙花　穀精草　石决明　防風

甘草

右合三劑燈心引水煎服

羞明怕日方　補肝丸治目羞明昏澀流淚

川芎　當歸　白芍　熟地　連翹　桑白皮　山

菊花　青葙子　車前子　夜明沙　蟬退　甘草

右合二三貼生薑一片引水煎服

瞳神散大方 八味丸治血弱陰虛養血凉血方

大熟地二錢 白茯苓二錢 懷山藥一錢 山萸肉一錢 牡丹皮八分 漂澤瀉一錢 杭麥冬去心一錢 天門冬一錢 五味子十粒 甘草三分

右合十貼龍眼燈心引水煎服

瞳神散大方等症 濟陰地黃丸治三陰虧損目虛昏花羞明

當歸身一兩 熟地黃一兩 山萸肉去核一兩 懷山藥一兩 甘枸杞一兩 金釵石斛一兩 益智仁去殼八錢 沙苑蒺藜七錢 杭麥冬七錢去心 肉蓯蓉六錢 白菊花六錢 巴戟肉五錢 正川芎五錢 遼五味

五錢　炙甘草三錢

右為細末蜜丸梧子大每服三錢空心滾白水下

瞳神散大方　養肝濟生丸治眼生眵淚白膜昏花等症

川芎二兩酒洗　當歸二兩酒洗　白芍二兩酒炒　大熟地三兩　白茯神二兩

杭麥冬二兩去心　沙苑蒺藜三兩洗炒　水楮實子二兩　車前子二兩

去殼炒　蕤仁子一兩去殼　枳殼一兩炒　防風一兩去蘆

右為細末蜜丸每服七十丸滾白水送下

瞳神散大方　治腎氣不足眼目昏暗瞳人不明漸成內障補腎丸

磁石二兩醋煆燒七次水飛過　肉蓯蓉二兩酒洗　石斛二兩　兔絲子二兩酒煮

覆盆子二兩去梗　枸杞子一兩五錢酒洗　楮實子一兩　車前子一兩炒
五味子一兩　真沉香二錢為末　青鹽五錢
右為細末蜜丸梧子大每服七十丸淡塩湯送下

瞳神散大方　虛人害眼及久不愈者此方通用
兔絲子二觔酒煮出絲　沙苑蒺藜一觔水洗炒　山菊花一觔去梗　枸杞子八兩酒洗　杜仲去皮六兩鹽水炒
右為細末煉冬蜜為丸如彈子大每丸重四錢　每服一丸滾白水化開食遠服

男婦患眼年深日久者定因服寒涼之藥過多致

三六四

有損傷臟腑反使兩眼紅赤如血掀腫似桃出眵作痛癮癢厚重穩澀難開因立此方允治眼涼藥概置不用專以補血補氣補精益腎安魂定魄之九方也

大熟地四兩好酒蒸晒數次銅刀切片晒乾藥鋪中所賣現成者用之無益也　大當歸四兩酒洗　嫩黃芪四兩切片蜜水炒　杭白朮三兩切片米泔水漂　白茯神四兩人乳蒸晒乾　遠志肉四兩甘草水泡過去骨　懷山藥四兩　杭麥冬四兩去心　山萸肉四兩酒洗去核　破故紙四兩鹽水炒　川芎三兩酒洗　巴戟四兩去骨甘草水泡　沙苑蒺藜四兩水洗炒　杜仲四兩鹽水炒斷絲　益智仁二兩去殼

兔絲子四兩水洗去土酒煮出絲 枸杞子四兩酒洗 芡實子四兩去殼 炙甘草五錢 已上各味稱過法製切片晒乾共為細末用老米粉同頭濃黃酒打糊為丸梧子大每早清晨服四錢淡酒或滾白水送下

前藥服完每年依方合一料服至紅腫消退障膜俱除以愈為度此丸方乃余親見友人患火眼醫者用清肝瀉火之藥不特不愈越加甚焉又延一醫仍以寒涼之劑二十餘服一夜遂至腦脹疼痛雙目冷淚險些瞎矣只得又請數醫生以治庸醫無有確論仍

謂尚有積熱在內不然何其紅腫若此竟不主用補藥內中一醫知服涼藥過多云雖紅腫似熱其實虛症友人從之因用大補氣血服數貼加人參又服十餘劑諸症漸退而紅腫障癘仍在迨至每年合前九方一料始紅退障除雙目復明涼藥悞人如此也

眼疾年深日久方過服寒涼致腎虛弱血不適暢則連綿不已法以兼補帶瀉丸方

兔絲子六兩洗去沙土用酒煮出絲取出晒乾 大熟地四兩 白茯神二兩乳蒸 山萸肉二兩去核酒洗 杭麥冬二兩去心 覆盆子二兩 瑣陽二兩 丹皮一兩水洗 澤瀉一兩 五味子一兩酒洗 青葙子一兩

右共為細末老米同酒打糊為丸梧子大每早服四錢淡酒送下

磁石丸治眼患日久元氣虛弱昏花朦膜神倦困頓此方與前刻治瞳神散大腎氣不足一方意同

磁石醋煅淬七次二兩研極細末　兎絲子酒煮出絲二兩　大熟地好酒蒸晒数次一兩五錢　金釵石斛一兩五錢　肉蓯蓉一兩酒洗　遠志五錢　五味子五錢　桂心三錢　廣木香三錢　炙甘草五錢

右共為極細末蜜丸梧子大每早晨服三錢淡酒下或鹽湯送下

菊睛丸治肝腎不足眼目昏暗茫茫漠漠常見黑花

甘菊花去梗四兩罨炒 枸杞子三兩酒洗 肉蓯蓉二兩酒洗 川巴戟甘草水泡去心一兩 益智仁去殼一兩

右爲細末蜜丸梧子大每早晨服三錢溫酒或淡鹽湯下

五子補益湯治目虛視物恍惚

枸杞子 楮實子 五味子 兎絲子 車前子

當歸身 大熟地 正川芎 杭麥冬 川花椒

右合三五貼龍眼二個引濃煎溫服

當歸補血散治眼血氣虛弱神倦等症

當歸身一錢 正川芎八分 白芍藥一錢 懷生地一錢二分 菊花一錢
枸杞子一錢 茺蔚子一錢 五味子十粒 沙苑蒺藜一錢炒 益智
仁一錢去殼 木賊草八分
右合三五服龍眼二個同煎溫服

八物湯治眼虛血枯氣弱一切不足之症
官揀人參八分芍蒸汁八藥服 黄芪一錢蜜炒 白茯苓一錢 正川芎八分
酒炒當歸身一錢 白芍一錢炒 懷大熟地一錢二分 麥冬一錢二分去心
白菊花八分
右合五劑龍眼二個紅棗二枚同煎溫服

青盲不見丸藥方

夜明砂糯米炒黄色一两扁栢葉炙一两共為細末入猪膽汁和丸梧子大臨睡時每服二十丸煎竹葉湯送下如無青竹葉燈心煎湯送下至五更再服二十丸米飲湯送下服完若見效再照原方配合服之必有效驗也按飛鼠屎淘洗出蚊眼謂之夜明砂蚊能吮血而蚊眼夜明令人眼病障翳乃血凝也亦蚊吮血之義使血散而眼得明也栢葉散血為之佐也

怒肉扳睛點藥方

兔糞一两去泥土　鷺糞一两會拿兔吃　此鷺白丁香一两麻雀糞　即晚蠶沙
蠶糞一两　即已上四糞放砂鍋內下用炭火乾炒微黑
色以淨烟為度為末聽用
羌活一錢　防風一錢　川芎一錢　白芷　黄連一錢　黄栢一錢　黄芩
一錢　麻黄一錢　連翹一錢　細辛一錢　薄荷一錢　木賊草一錢
右切片煨汁一罐　再煨二遍　用蜜布濾去渣　留淨汁
聽用
羊腦盧甘石一两要完的整的不可打碎聽用
用長大竹筒一個一頭去節一頭留節節上鑽数孔

将節孔那頭用無粉布二層包住竹節底用線繫縶
縶住不令布墜落又備小鉢一個以厚篾片二片架
在小鉢上乃将竹筒置篾鉢上後取四糞灰末放入
竹筒内用十二味藥水淋入四糞灰中淋完藥水去
竹筒内糞渣不用始将甘石入火煆得透紅鉗出甘
石以口吹去火中之灰即入四糞藥汁内淬之淬數
次以糞灰藥水盡爲度如甘石化了其四糞藥水尚
然有餘乃将所化甘石同藥汁晒乾爲末點三五次
殊效若四糞各二两甘石亦二两十二味藥各二錢

二照二若三照三餘放此

拳手倒睫

患人面朝順光正坐醫者用左手扯起患人上眼皮右手執鑷子凡有眼睫毛拳倒者盡行鑷去方好另用藥生起方得愈也

拳毛倒睫防風散 治眼眶濕爛因風而起

川羌活　北防風　荊芥穗　蘇薄荷　北秦艽

南蒼术　明天麻　桑白皮　赤芍藥　生地黄

山菊花　川花椒　木賊草　条甘草

右合二三貼竹葉引水煎服

拳毛倒睫方 治上下眼皮紅爛淚出

人參一錢此味如用煎劑另熬汁入藥同服 黄芪三錢 當歸五錢 蔓荊子三錢

葛根五錢 防風五錢 北細辛三錢 甘草一錢

右咀片分作三貼白水煎食遠服如欲為丸用米糊為丸梧子大每服三錢滚白水送下

拳毛倒睫方 散風熱

桑白皮 赤芍藥 蔓荊子 白蒺藜 北細辛

明天麻 北防風 葛根 蟬退 甘草

右均合三貼薑引水煎服

治眼漏方 眼膿不止轉成眼漏

揀人參三分另蒸汁入藥服 黄芪一錢 赤茯苓一錢二分 遠志肉去骨一錢

大黄酒蒸一錢 防風一錢 枯黄芩八分 地骨皮八分 蒲黄八分炒

右合四貼白水煎溫服末後二貼加苦參七分服完此四貼必定有效若要為丸每味五錢共為細末併一處蒸熟只大黄五錢為末水炊極稠如羹和藥成丸每服五錢人參三分每日另蒸汁吞藥同服外點眼用五寶丹内外夾攻方得愈也

點眼疾五寶丹

爐甘石二錢淨醋煆七次取末 膽礬二分 銅青二分 檳榔一分 冰片一厘

右五味共研極細末點於眼漏出膿處如無人點自己指蘸藥按入膿竅中凡日間不許點臨晚上床時點一次點至四五夜定然有效如眼皮破爛每晚用鹽茶洗淨爛處再以此藥搽擦但初時點眼漏出膿愈多切莫疑惑毒氣出盡自愈也此丹併可點爛眼風弦仍效

撥雲仙丹 煉甘石法

黃連二錢 黃栢二錢 黃芩二錢 防風二錢 荊芥二錢五分 細辛二錢五分
薄荷二錢 赤芍二錢 歸尾二錢五分 木賊二錢五分 梔子仁二錢 菊花二錢

已上十二味用井水三碗浸在銅盆內春夏一晝夜秋冬二晝夜濾去渣分作三碗用甘石二兩燒令通紅用鉗鉗起在於藥水內淬之待水冷淡而無味傾去又將甘石再燒置第二碗藥水內亦如前法至第三燒亦然就放在藥水內浸一宿甘石自然酥碎即將原藥用手擦碎澄定淘去砂石晒乾研細末聽用

撥雲仙丹丹頭藥名并分兩等列於左

珍珠五分琥珀五分石蟹五分三味另研　銅青一錢六分用黃連汁浸一晝夜晒乾聽用　血蝎二分五厘　硼砂三分五厘　雄黃二分　黃丹二分五厘　川黃連三分　細辛六分　乾薑二分　薄荷二分　輕粉二分　手硝三分五厘　白丁香三分用尖白者　乳香六分去油炙　沒藥二分去油炙　膽礬二分　明礬四分五厘　巳上共研為極細末細而且嫩末為丹頭用聽

硇砂一錢　麝香五分　氷片五分　此三味不可輕用遇症方加另包聽用

撥雲仙丹　製硇砂法

要好硇砂以初生男小児乳汁湿透放於古鏡背面將磁碗蓋着以布包褁窑埋土内四十九日取出走緑的是活砂聽用

元字號

丹頭三分 甘石一錢 此藥至和不拘遠年近日一切紅腫癢痛尋常並可吹點

亨字號

丹頭五分 甘石一錢 此藥中和有癮癀紅腫疼痛赤眼爛弦迎風冷淚吹點此丹用之最多

利字號加硇砂麝香氷片三味研極細末與丹頭甘石和匀再研極細

丹頭一錢　甘石一錢　此藥頗厲凡遠年外翳瘴膜遮睛或痛或淚羞明怕日宜臨卧時吹一次次日晚再吹一次只吹三五次為度其翳薄只用藥將乳汁調和用雞毛蘸點眼角其眼自然光明如舊

貞字號加硇砂麝香氷片與丹頭甘石同研極細末

丹頭二錢　甘石一錢　此藥極厲凡翳膜遮睛日久不散視畫如夜利字藥吹不效者不得不吹此藥用之稍效即止仍以亨利字號輕重加减用之收功　凡云

吹着以銀打空簪如鵝翎管大置藥少許在筒口内用口吹於瘼上閉目其藥力運行甚速故以吹爲先也每日晚只吹一次或間日又吹一次只三五次止不可過多也

治患目愈後常服眼目光明至老不昏丸藥方

家白菊花（四兩）枸杞子（四兩塩酒七蒸七晒）陳細茶（一兩）三味共爲細末用糯米糊爲丸梧子大一歲一丸臨卧用淡茶送下此丸治昏暗不明宜常服精神倍增其效如此因録於患眼既愈之後焉

治小兒疳積傷眼方

真蘆薈一錢五分為末蒸過 胡黃連二錢五分為末蒸過 茯苓皮三錢 地骨皮三錢去骨 膽南星三錢畧炒 直殭蠶三錢去絲 蟬蛻二十個 防風三錢 草決明三錢畧炒 密蒙花二錢五分畧炒 尖梹榔三錢 白蒺藜四錢去刺炒 前胡三錢 車前子三錢 六神麯二錢五分 甘草二錢

右藥切片畧炒共為細末每服一錢茶調送下再點賽八寶丹內外夾攻無不愈也

賽八寶丹

盧甘石一兩煅過 硼砂二錢燒過 牙硝二錢 海螵蛸一錢去骨 玄明粉

一錢嫩磁器末五分研極細水飛過硃砂五分研極細末共七味不加減

右共研極細極嫩末小磁罐收貯點重瘜瘼神效

開雲散

爐甘石煅煉過二兩 血黃丹水飛過二兩 川烏一兩五錢 正犀角一兩剉末 乳香 没藥各二錢五分烘去油 鷹屎 硼砂 血竭 真輕粉各二錢 蕤仁去殼一錢五分 青鹽一錢五分 冰片五分 麝香五分

右藥如法精製共研為極細極嫩之末以羊角罐收貯凡有翳膜用銅簪每夜臨臥點二次極厚者亦能去也

拳打傷眼方或悞遭竹木繩等打傷以致血瘀紅腫作痛或起紅筋瘾瘼并用此方

川羌活八分 川獨活八分 川黃連四分 白芍炒一錢 赤芍一錢 生地黃一錢 天花粉八分 連翹一錢 地榆八分 勾藤八分 當歸尾一錢 蘇木六分 桃仁十個 甘草三分

右合三劑燈心引水煎、半午服

拳打踣傷睛珠腫脹幾瞎者 生地黃取汁搗爛入乳汁調敷乾時再敷痛止方住入眼二三日紅腫如桃者并效

飛絲入目方

篦下頭垢取少許抹於眼內其絲即出 一方白礬

研末調井泉水本人以舌浸水内一刻其絲即隨舌而出甚奇效　一方新鮮青白菜取末搗汁點眼即愈神效

耳病七竅者兩耳兩目口鼻是也下二竅者前陰後陰是也故謂之九竅

耳者屬腎開竅於少陽之部通會於手三陽之間坎離交則聚氣經云腎氣通於耳腎和則知五音矣内經又云五臟不和則九竅不通其耳鳴耳癢耳聾者皆屬腎虛水不上布清氣不升所致也必當補心益腎通竅為上至於小兒耳痛耳腫及出臭膿者乃火

毒也豈用補手以追風觧毒湯主之又壯年人因感寒熱其耳痛耳腫增寒壯熱者乃三陽風熱壅遏所致也又安可用補手宜升陽散火湯主之各因其人之虛實强弱分別治之可也服此可以表散

耳病痰毒方

羌活一錢 防風一錢 荆芥一錢 赤芍一錢 連翹一錢 枳殼八分 蟬退十個 蘇薄荷一錢 廣陳皮一錢 製半夏五分 川細辛五分 甘草三分

右合二劑薑二片引 每見嬰兒有此病初起時有一核或紅腫或不紅而腫宜發表久則成毒出膿血

或從耳中而出也

耳根痰瘺方 服過前方發散藥未退者用此方

茯苓一錢 白芍一錢 白芷一錢 天麻一錢 殭蠶十條 當歸尾一錢 北細辛五分 廣陳皮一錢 製半夏七分 川貝母一錢去心 為末 生泡 金銀花一錢 甘草四分 紅腫加紅內消 小兒加勾藤勾

女子加生地 男子加防風

右合三劑 薑引

耳毒方 一名橙耳 屬陽乃少陽三焦主病 脈要浮大不宜沉細 初起宜發散 好治 久則成耳黄瘋 難治

羌活一錢 柴胡一錢 防風一錢 荊芥一錢 白芷一錢 赤芍一錢 連翹

一錢細辛七分陳皮一錢金銀花一錢五分蒼耳子一錢五分甘草四分

右合二劑生薑二片引

耳毒成膿方　不俱男女大小此方主之其病增寒壯熱撳腫疼痛不得眠皆用此方

防風一錢連翹一錢白茯苓一錢白芍一錢白芷八分白蒺藜一錢當歸尾一錢殭蠶十條明天麻一錢川細辛五分牛蒡子一錢蒼耳子一錢金銀花一錢

右合三五服生薑二片引

橙耳病方　橙葉極臭耳病亦臭因名之

虎耳草取來擣汁水入耳内即能止痛解熱

耳鳴　耳中哄哄而鳴者屬虛火當滋補心腎

生地黃　麦冬　茯神　遠志肉　丹皮　澤瀉

大當歸　川芎　山藥　五味子（山萸肉）　山萸肉（五味子）　甘草

右合二三劑燈心引

耳鳴耳癢　風與火也

防風　天麻　川芎　白芷頭　生地黃　茯苓

陳皮　天冬　麦冬　懷牛膝　甘草

右合三四貼燈心引溫服

耳聾聵　老年人耳聾者屬腎虛

茯神　遠志肉　酸棗仁　石菖蒲　川芎　當歸

白芍　益智仁　栢子仁　廣陳皮　麦冬　甘草

右合三五貼龍眼燈心引

耳聾　老年人虛弱體者

川芎　當歸　白芍　熟地　黄芪　白朮　茯神

遠志肉　麦冬　懷牛膝　石菖蒲　甘草

右合数劑生薑引温服

耳病奇效方　治耳中忽然大痛或耳外腫內痛或耳底傷或被剃頭取傷耳底膿水不乾皆用此方

田螺一個將壳尾尖處搞一小孔令患者臥以螺壳

尾尖對耳門安放用艾丸如黃豆大安螺靨上灸之俟螺水滴入耳中一二次諸病自已

耳出膿水　天花粉一錢　防風一錢　朴硝一錢　石膏一錢　共爲細末吹入耳內再取枯礬吹耳膿水即乾　一方用白芷三分　麝香一分　二味研細令自吹入耳內膿水即乾

耳底水濕　陳皮燒灰薄荷汁點之

鼻病

夫鼻者肺之竅和則吸飲香味若內鬱七情外傷六淫飲食勞役太過則鼻氣不能宣通即爲病矣爲衄

血為瘡瘍為清濁滓為壅塞不通甚則成鼻淵流膿水名曰腦漏或鼻長瘜肉名曰鼻痔此皆臟腑不調邪氣入於鼻而清道塞矣治法不一各察其症而寒者溫之熱者清之塞者通之壅者散之之也

紫陽真人塞鼻丹治百病口歌

沉香木香與乳香　牙皂硼砂及良薑

細辛官桂同巴豆　川芎麝香加雄黄

硃砂血竭砂仁等　諸藥分兩五分般

棗肉為丸菉豆大　呼吸補瀉病離床

瘧疾水瀉全然爽　赤白二痢不須慌
攪腸痧痛心歡喜　牙痛見了笑一場
偏正頭瘋用時妙　氣痛肚痛立刻安
傷寒諸症俱皆好　鼻中塞丸百病康
勸君修合隨身帶　塗中救苦福無量
紫陽真人無虛語　好方傳授濟人間

紫陽真人塞鼻丹

沉香　木香　乳香　牙皂煨　硼砂　良薑　細辛
官桂　巴豆去殼　川芎　麝香　雄黃　硃砂　血竭

砂仁各五分已上共為細末棗肉搗為丸菉豆大用綿裹丸藥一粒塞入病人鼻孔內男塞左鼻女塞右鼻神效

治鼻血不止方　梔子仁一兩炒黑　龍膽草五錢各為末　用旱米打糊為丸梧子大青黛為衣每飯後用滾白水送下一錢重者服二三錢此方止鼻血如神不怕出血成盆服之立効如不及為丸即為末服　一方用槐花炒黑為末吹鼻即止　一方用茅嘴根一觔側栢葉二枝同搗爛用水二杓煎至一杓任服至盡立愈　一方

用小兒胎髮燒灰二三分調清泉水服之立止如無胎髮大人的頭髮可代　一方用千葉紅茶花數朵煎湯吃立止神効

鼻衄血不止湯藥方　加味犀角地黄湯

赤茯苓一錢二分　白芍一錢　生地一錢五分　桔梗一錢　川芎八分　黄芩一錢炒　玄參八分　連翹八分　澤瀉一錢　川鬱金五分　犀角尖磨水一錢　甘草四分

右合三劑淡竹葉引　如氣痛加枳殼一錢　温服

鼻衄後血氣衰弱方　陡治衄血之症病勢已好服此方寧神生血

白茯神一錢二分 遠志肉一錢 酸棗仁一錢 栢子仁八分 大熟地一錢五分 當歸一錢 川芎八分 白芍一錢 杭麥冬去心一錢 懷牛膝八分 懷山藥一錢 炙甘草三分 加人參五分亦可

右合四服 龍眼二個引 濃煎溫服

鼻衄方 常出鼻衄者乃陰虛相火泛火也以六味地黃湯主之

赤茯苓一錢 生地黃一錢二分 山萸肉一錢 丹皮一錢 白芍炒一錢 川芎六分 當歸一錢 元參八分 杭麥冬去心一錢 黃芩炒八分 澤瀉一錢 甘草四分

右合三劑 燈心竹葉引 濃煎溫服

鼻流清涕方　睡卧中亦出清涕流入喉中令人不得眠咳嗽皆清痰此肺感深寒不得發越於外當以香砂辛温之劑散之　茯苓一錢麥冬一錢川芎一錢陳皮一錢砂仁一錢白豆蔻一錢漂蒼朮一錢製半夏八分莘荑花一錢蘇薄荷一錢澤瀉一錢甘草三分

右合三五劑煨薑三片大棗一枚引　温服

鼻流臭黄水方　名曰腦瀉若時時腦痛則腦中虫食也　用絲瓜藤要取近根之藤三五尺燒灰存性每服一錢温酒送下以愈為度

鼻塞流臭黃水方　此乃肺家積熱宜清肺金則愈也

防風一錢荊芥一錢薄荷一錢連翹一錢天花粉一錢二分莘荑花一錢五分前胡一錢桔梗八錢黃芩八錢枳實一錢半夏八分甘草四分

右合二劑薑二片引　頭一服加羌活一錢

鼻中黃涕及有血絲血塊方　此乃肺經蓄熱將出畧清解則愈也

前胡一錢桔梗一錢枳實一錢梔仁八分炒花粉一錢連翹八分白茯苓一錢麥冬八分黃芩一錢澤瀉七分廣陳皮一錢製半夏七分甘草四分

右合二劑薑二片引　飯後服不忌葷

鼻長瘜肉方 此肺經受濕熱燻蒸須要清熱亦當保肺

茯苓一錢 薏苡仁一錢二分 黄芪一錢水炒 當歸一錢 茅蒐花一錢

防風一錢 白芷一錢 連翹一錢 梔仁五分炒 薄荷一錢 金銀花八分

澤瀉八分 甘草四分

右合三五服 燈心竹葉引 溫服

鼻中長瘜肉方 內有積痰積熱留於肺家內服清熱消積滯之藥外用樣點解散

川芎 白芷 桔梗 薄荷 荊芥 枳實 青皮

黄芩 麥冬 梔仁 花粉 茅蒐花 甘草

右合二三服竹葉引 溫服

鼻中瘜肉方

蓖麻子仁七粒 白礬一两 鹽梅五個 麝香一分

右四味仝搗爛為丸以綿布包塞鼻中其藥化水瘜肉自消立愈

鼻中生毛方 有晝夜長至一尺漸圓如繩痛苦之極

硇砂 滴乳香均平合丸十粒塞鼻其毛自落

舌論

夫舌乃心之苗裔通於喉而濡於胃舌和則知五味矣若邪火入經絡則為病其白胎黑胎黄胎斑爛剌

烈重舌木舌諸症皆係各經絡傳變所致也治舌之法先固其胎元胎安則子母俱安矣譬如心火盛者當兼以治肝心火虛者兼補肝木腎火盛者當兼瀉肺經腎水虧者兼補肺金别經放此各分辨經絡虛實且舌分三十六種擇其標症而治焉可也

舌胎方 不俱黑白黄胎

青黛三分蘇薄荷煎汁以新梭布繳舌上頻繳數次可解　一方薄荷同陳茶濃煎用梭布繳擦舌胎可解

舌生芒刺方 及黑者

用薑汁繳同冬蜜繳洗必生滋潤

舌出血方　用槐花一物散

一士人無故舌烈出血舌有小竅出血不止諸醫不識其症適有良醫方用槐花一兩炒乾爲末擦擦而愈凡諸血症皆因相火搖動槐花能療血中之熱故愈耳

罌舌方　罌音噎患此症者卒然而起舌硬喉腫立時氣絕　此方能急救無有不效者破棺亦宜治之

青礬北方名黑礬　不拘多少放新瓦上火煅紅色要存性爲細末急將患者牙關用鐵器挖開將青礬擦其舌上

即時甦醒而愈 如舌下腫脹痛極者此方急救全治

舌忽脹出口方 舌脹滿口急速醫治遲則殺人

雄鷄冠取血以磁盞盛着浸於舌上即消 一方用甘草濃煎噙漱移時亦消 一人舌腫舒出口外無敢醫者一鄉人云用蓖麻子油蘸紙作撚燒烟燻之而愈 一方治舌腫滿口用蒲黃為末摻之立愈

重舌木舌湯藥方 及紫舌者加波羅墨一分此物甚貴

黃連 山梔 荊芥 黃芩 連翹 木通 薄荷
牛旁子各一錢 甘草五分

右合二劑燈心引　如舌硬有衣不能開用薄荷細茶共煎露一夜青絹裹指蘸藥徐徐擦上可解

舌餂散　玄明粉一錢二分　川貝母二錢先用糯米泡水同炙貝母炒乾去米不用　廣陳皮五錢去白入海粉二錢五分泡水煮乾為度　海粉仍用二錢五分　共研末每飯後以舌餂少許略睡片時舌生滋潤矣

小舌紫泡方　切不可用鍼刺若遭鍼刺出血即死此一條醫者要緊記之

蒲黃　青黛二味為末用鵝翎管吹數次即愈

小舌垂下方　多因虛火動而小舌紅扁垂下

淮鹽取末炒過點數次即收上去

口唇

口者脾之所主胃大腸脉之所挾經云中央黃色入通於脾開竅於口藏精於脾又云脾氣通於口脾和則口能知味矣此脾之主於口也脾熱則口甘肝熱則口酸心熱則口苦肺熱則口辛腎熱則口鹹胃熱則口淡唇口生瘡破烈者乃各經熱邪所傳也

口唇破爛

夫口瘡破烈者乃係熱邪傳出於口也或體弱之人虛火上炎於口也若邪熱烈破以竹葉石膏湯治之

如虛火口爛用加減地黃湯治之或因病後發出口
瘡者病將愈也不必服藥只用搽藥敷藥可愈

唇口破爛方

生地黃　赤茯苓　麦門冬　玄參
桔梗　連翹　前胡　木通　澤瀉　石膏煅過　甘草
右合二劑竹葉燈心引　一方用片腦五厘黃連一分為末
再共研爛點上即痊　一方治口破用蒸飯甑上氣
氣汗水取來勤洗數次愈

口瘡破烈方　或因跌破打破大人小兒一切同此方

兒茶五分　黃連三分　硼砂二分五厘　硃砂一分五厘　青黛一分二厘　冰片

五厘　已上共為極細末先以青棱布蘸井泉水繳洗始将末藥搽上即愈　一方用五倍子為末敷上愈

一方用人吃過的甘蔗渣取来晒乾為末擦搽即痊

口瘡破爛方　爛至不堪者此方常用屢効治牙疳亦効

人中白一錢　兒茶一錢　如鵞口加珍珠牛黄風稍金果欖　山豆根一錢　白龍骨一錢　青黛一錢　天竺黄二錢五分　氷片二分五厘　已上共為極細末吹之甚妙

口疳方　紅棗十枚燒存性加氷片二分共為細末吹患處　一方用縮砂殼煅研擦之　一方用鷄肫黄皮燒灰敷之俱神効

牙齒

夫齒者骨之萃也血足則涼涼則堅固血虛則熱熱則浮動牙乃骨也骨不能痛其痛者牙根筋肉也上下兩邊屬陽明經胃受外邪則齒作腫痛故用疎風清胃火是治其標也腎主骨故用滋陰保腎水是固其本也受病之時皆由一火之不齊致有風牙蟲牙牙府牙癰牙痛等症治法審其風熱虛實療之可耳

牙齒痛方 初起甚效

防風一錢 荊芥八分 歸尾一錢二分 生地一錢二分 白芷炒一錢 赤芍

一錢　連翹一錢　丹皮八分　大黃一錢弱人只用五分　熟石膏煅透一錢　甘草

五分　上牙痛加川芎羌活　下牙痛加玄參木通　如手根發

熱腫痛者加柴胡膽草

右合二劑燈心引

牙痛初起方　赤茯苓　前胡　桔梗　枳殼　連翹

白芍　丹皮　生地　麥冬　黄芩炒　梔仁炒　石膏

甘草煅透

右合二服燈心引溫服

加減地黃湯體弱之人牙痛用此方

大生地一錢 山萸肉一錢 赤茯苓一錢 丹皮八分 澤瀉一錢 當歸一錢 元參一錢 懷牛膝一錢 麥冬一錢 白芍八分 桔梗一錢 甘草四分

右合三劑燈心引濃煎溫服

手痛方 虛弱之體者反常常手痛者用此方

生地 熟地 天冬 麥冬 金釵石斛 黃柏 知母二味鹽水炒 枇杷葉去毛五片

右合一二服竹葉燈心引溫服 一方加茯苓黃芩條甘草減去黃柏知母白水煎服不加引

又方 治火痛風痛效方 風火熱痛甚驗

防風六分荊芥穗六分升麻一錢梔仁炒六分生地六分大黃六分黃連炒八分黃芩炒六分石膏煅六分甘草三分

右合一劑依分稱過用生酒一鍾水一鍾同煎溫服立愈多至二服全愈

又方 治胃火腫痛

防風八分荊芥八分天麻一錢連翹一錢川芎六分生地一錢薄荷八分炒梔仁六分枯芩炒八分大黃一錢石膏煅一錢甘草三分

右合一劑竹葉引

八厲散 如滿口牙痛者。只用此九味治之。不必加減。牙根腫痛。以玄明粉擦之。有涎。吐出。再擦即愈。

八屬散分治疼牙。防風荊芥各八分及升麻五分。

丹一錢青五分二皮歸當歸八分生地。一錢連翹六分相配石膏煅過一錢加。

上門牙四齒屬心經火。加上連黃連五分麥麥冬七分正

調和。

下門牙四齒屬腎經火。加上栢黃栢知知母各八各八分痛

消摩。

上層兩邊。俱屬胃火。加上芎川芎芷白芷各五各五分不

須多。

下層兩邊。俱屬脾火。加上白朮五分白芍五分免沉疴。

上左盡根牙。屬膽火。加羌活五分 膽腥草五分 莫瘥疕。

下左盡根牙。屬肝火。加上柴胡五分 黑梔五分 笑呵呵。

上右盡根牙。屬大腸火。加大黃六分 枳殼六分 滅風波。

下右盡根牙。屬肺火。加上桔梗五分 黃芩六分 百病瘥。

千金一笑散 牙疼外治方

蟾酥一分 麝香一分 五靈脂一分 三味為末令勻只用一分綢片包上線紮緊咬在疼處低着頭即愈 一方用粗碗一個川花椒四十九粒鋪於碗內樟腦一錢蓋在花椒上面另用小碗一個覆於上其鹽泥封固碗

口如昇丹之法用慢火煅一夜次早取起開看將藥刮下研細每用一厘擦牙根痛處立愈　一方用細辛熟石膏青鹽三味量配共為細末加冰片少許同研令勻擦痛處二三次即愈

擦牙止痛方　糯谷一升燒成炭　鹽欖核一兩燒成炭　青鹽一兩為末

右三味為末攪勻每日擦牙效

走馬牙疳方　生薑五錢生半夏五錢共搗汁敷腳心即愈

男敷左腳心　女敷右腳心　一方取婦人溺桶中

白垢火煅一錢銅綠三分真麝香一分五厘共為細

末敷牙疳痛爛處立愈不可太多此方甚驗

落牙散

川烏輕粉並黃連　蜈公一條頭尾全

玉簪花蕊休短少　馬牙燒灰等分添

燈心蘸點牙根上　竒驗驚人不虛傳

咳嗽半聲牙落地　說話俱道是靈丹

取牙不犯　草烏五錢蓽撥五錢川花椒三錢北細辛三錢共為

末擦牙根痛處其牙自落　一方白馬尾取末燒灰

存性點上即落不可點於好牙上

擦牙烏鬚方不但固齒兼能黑髮

旱蓮草一名墨斗草不拘多少採來洗淨以麸麯加淡黄酒浸一日夜取出陰乾為末次將青鹽亦用麯酒浸泡煮乾為末每旱蓮末四兩加青鹽一兩研勻每早清晨擦牙用滾白水漱嚥只一月至六十日外則鬚從内黑出若終年不斷擦牙雖八九十歲之老翁俱可返白為黑矣

固齒明目烏鬚良方

何首烏黑豆拌蒸一次懷牛膝拌蒸一次四兩 旱蓮草燒灰四兩槐角黑豆泡汁

拌蒸四兩生地黃酒拌甑上久蒸數次至黑色者佳二兩沒石子公母成對者二兩青鹽二兩炒乾骨碎補刮去毛炒七次一兩五錢

右共為細末每早擦牙漱水嚥下此方服之不但固齒而且烏鬚可免染鬚之勞也故錄之

神仙一醉烏鬚藥

旱蓮草三錢紫茄花三錢黑桑椹三錢酸石榴皮一個母丁香二十一個柯子一個

右共為細末蜜丸如彈子大溫酒化開一丸空心時以竹管含吸不可沾齒及唇七日後如鴉翅過十日

再服一丸永不落色妙妙

香料手麪方

甘松五钱　三奈五钱　茅香五钱　白芷一两　白斂一两　白姜蚕一两　白附一两

天花粉一两　菉豆粉一两　防風一钱　零陵一钱　藁本一钱　肥皂角四钱

白芨一两

換骨丹 治一切風寒湿氣所感以致腰跨脛膝疼痛不能伸屈雖十年之病久服亦能痊愈服此至將愈時必更覺据疼三四日則潮至不疼矣切勿以反疼不服

蒼术八兩米泔水泡去皮炒　黄柏二兩酒炒褐色　當歸二兩酒洗　生地二兩姜汁炒

虎脛骨二兩酥炙脆　附子二兩甘草水泡去皮炒干　川牛膝一兩酒洗去芦　杜仲二兩姜湯炒斷絲

威靈仙七錢炒黄　木瓜七錢　獨活七錢　白木耳廿兩揀淨

共為細末好米醋打麵糊為丸如桐子大每早空心用淡醋湯送

每服四錢　切忌生冷風寒湿氣際尔忌燒酒切不可用酒

瞭然集雜症醫方卷之三　終